Künstliche

Intelligenz

vs

Pflegepersonal:

Die Zukunft

des Gesundheitswesens

MANU SEKODI

Inhaltsverzeichnis

Einführung

Hintergrund der zunehmenden Integration von künstlicher Intelligenz in den Gesundheitsbereich.

In den letzten Jahrzehnten haben technologische Fortschritte die Art und Weise, wie wir an die Gesundheitsfürsorge herangehen, erheblich verändert. Unter diesen Fortschritten kristallisiert sich die Künstliche Intelligenz (KI) als eine der revolutionärsten und vielversprechendsten Technologien im medizinischen Bereich heraus. Die zunehmende Integration von KI in das Gesundheitswesen ist das Ergebnis einer Reihe von Faktoren, die den Kontext für diesen Wandel geprägt haben:

1. **Explosion medizinischer Daten:** Mit der zunehmenden Digitalisierung von Gesundheitsakten und der weit verbreiteten Nutzung vernetzter medizinischer Geräte wurde eine massive Menge an medizinischen Daten generiert und gespeichert. Die manuelle Analyse und Interpretation dieser Daten übersteigt oft die Fähigkeiten von Gesundheitsfachkräften. Hier kann KI ansetzen und dabei helfen, nützliche Informationen zu extrahieren und fundiertere Entscheidungen zu treffen.

2. **Höhere Rechenleistung:** Fortschritte in der Rechentechnik und bei den Algorithmen haben es KI-Systemen ermöglicht, schnell riesige Datenmengen zu verarbeiten. Dies macht es nun möglich, Modelle des maschinellen Lernens und des Deep Learning anzuwenden, um komplexe Probleme in der Medizin zu lösen.

3. Verbesserte Leistung der Algorithmen: Die Forscher haben bedeutende Fortschritte bei der Entwicklung von Algorithmen für maschinelles Lernen und Deep Learning gemacht, wodurch die KI präziser und effizienter in ihren Vorhersagen und Diagnosen werden kann.

4. Bedürfnisse der alternden Bevölkerung : In vielen Teilen der Welt altert die Bevölkerung, was zu einem Anstieg der Nachfrage nach Gesundheitsversorgung führt. KI wird als potenzielle Lösung angesehen, die dabei helfen kann, die Lücken im Arbeitskräfteangebot zu schließen und die Effizienz der Gesundheitssysteme zu steigern.

5. Medizinische Forschung und Entdeckung von Medikamenten : KI ist zu einem wertvollen Werkzeug für die medizinische Forschung geworden, das die schnelle Analyse großer genomischer Datenbanken ermöglicht und die Identifizierung neuer therapeutischer Ziele erleichtert. Darüber hinaus beschleunigt die KI den Prozess der Arzneimittelentdeckung, indem sie die Wirkung neuer Moleküle simuliert und vorhersagt.

6. Bessere Diagnosen und Behandlungen : Die KI zeigt ein großes Potenzial, die Genauigkeit medizinischer Diagnosen zu verbessern, indem sie medizinische Bilder, biometrische Signale und Symptome des Patienten analysiert. Sie kann auch personalisierte Behandlungen vorschlagen, die auf den spezifischen Merkmalen des Einzelnen basieren.

7. Regulierungstrends und Investitionen : Regulierungsbehörden und Akteure des Gesundheitswesens erkennen zunehmend das Potenzial der KI. Sie haben damit begonnen, regulatorische Rahmenbedingungen für ihren Einsatz zu entwickeln und investieren in Forschungs- und Entwicklungsinitiativen, um ihre Akzeptanz zu fördern.

Doch trotz der Versprechungen der KI im Gesundheitswesen wirft ihre Integration auch ethische Fragen, Bedenken hinsichtlich des Datenschutzes und die Sorge um die mögliche Ersetzung von Gesundheitsarbeitern durch Maschinen auf. In diesem komplexen und dynamischen Kontext sind die Überlegungen zur künftigen Koexistenz von KI und menschlichem Pflegepersonal angesiedelt, und wie man das Beste aus dieser Technologie herausholen kann, ohne die Qualität der Pflege und die Beziehung zwischen Pflegekraft und Patient zu gefährden.

Zentrale Frage des Buches : Wird künstliche Intelligenz eines Tages den Pfleger ersetzen können?

Im Mittelpunkt dieser Studie steht eine grundlegende Frage, die im Gesundheitswesen sowohl Begeisterung als auch Befürchtungen hervorruft: Ist es denkbar, dass künstliche Intelligenz eines Tages die Rolle des menschlichen Pflegers vollständig ersetzen könnte?

Die rasante Entwicklung der KI im Gesundheitswesen hat fortschrittliche Technologien hervorgebracht, die in der Lage sind, Krankheiten zu diagnostizieren, medizinische Daten zu analysieren, den Gesundheitszustand von Patienten in Echtzeit zu verfolgen und sogar chirurgische Eingriffe mit äußerster Präzision durchzuführen. Diese Fortschritte haben zu hitzigen Debatten darüber geführt, ob die KI eines Tages alle oder einen Großteil der Funktionen übernehmen könnte, die derzeit von menschlichen Pflegekräften ausgeübt werden.

Auf der einen Seite glauben die Befürworter dieser Vision fest daran, dass die KI das Potenzial hat, die menschlichen Fähigkeiten in bestimmten Bereichen zu übertreffen und so eine effizientere, präzisere und für mehr Menschen zugängliche Gesundheitsversorgung zu bieten. Sie heben die Vorteile der KI hervor, wie z. B. ihre Fähigkeit, große Datensätze schnell zu analysieren, subtile Muster in Diagnosen zu erkennen und evidenzbasierte Behandlungsempfehlungen zu geben.

Allerdings wirft diese Perspektive auch berechtigte Bedenken hinsichtlich der Auswirkungen auf die menschlichen Pflegekräfte auf. Die Gegner dieser Vision verweisen auf die entscheidende Rolle, die Empathie, Mitgefühl und der menschliche Kontakt in der Gesundheitsfürsorge spielen. Sie betonen, dass die Anwesenheit eines wohlwollenden Pflegers eine therapeutische Wirkung auf Patienten haben kann, indem er ihnen Trost und emotionale Unterstützung spendet. Sie befürchten, dass die Entmenschlichung der Gesundheitsfürsorge zugunsten von KI eine Distanz zwischen Patienten und Pflegekräften schaffen könnte, was sich negativ auf die Gesamtqualität der Gesundheitsfürsorge auswirken würde.

Weitere ethische Bedenken bestehen auch hinsichtlich der Haftung für medizinische Fehler, die von KI-Systemen begangen werden, und hinsichtlich der Vertraulichkeit von Gesundheitsdaten, wenn diese von intelligenten Algorithmen verarbeitet werden.

Darüber hinaus bleibt eine grundlegende Frage bestehen: Selbst wenn KI tatsächlich in der Lage ist, bestimmte spezifische Aufgaben präziser als Menschen auszuführen, sollte man deshalb die menschliche Intervention in der Gesundheitspflege völlig vernachlässigen? Pflegekräfte verfügen über ein umfassendes Wissen über die Komplexität menschlicher Emotionen und sozialer Interaktionen, das von einer Maschine nur schwer nachgebildet werden kann.

Dieses Buch wird sich mit diesen entscheidenden Fragen mit einem kritischen und differenzierten Blick befassen. Es wird die verschiedenen Aspekte der Integration von KI in das Gesundheitswesen untersuchen, die Vorteile und Herausforderungen aufzeigen und dabei versuchen, ein Gleichgewicht zwischen dem Einsatz von KI als Verbesserungsinstrument und der Beibehaltung der Bedeutung des menschlichen Faktors im Gesundheitswesen herzustellen. Durch die Untersuchung verfügbarer Daten, technologischer Trends und ethischer Überlegungen soll versucht werden, fundierte Einblicke in die potenzielle Rolle der KI als Mitarbeiterin der menschlichen Pflegekraft zu vermitteln, während gleichzeitig die Kernwerte der Pflegekunst gewahrt bleiben.

Grundlagen der Künstlichen Intelligenz im Gesundheitswesen

Definition der künstlichen Intelligenz und ihrer Anwendungen im Gesundheitssektor.

Künstliche Intelligenz (KI) ist ein Zweig der Informatik, der darauf abzielt, Maschinen und Systeme zu schaffen, die Aufgaben erledigen können, für die normalerweise menschliche Intelligenz erforderlich wäre. Anstatt mit spezifischen Anweisungen für jede Aufgabe programmiert zu werden, verwenden KI-Systeme ausgeklügelte Algorithmen, um aus Daten zu lernen, Muster zu erkennen und selbstständig Entscheidungen zu treffen. Maschinelles Lernen und Deep Learning sind Teilbereiche der KI, die in den letzten Jahren erhebliche Fortschritte gemacht haben und zu ihrer Effektivität in verschiedenen Bereichen, darunter auch im Gesundheitswesen, beigetragen haben.

KI-Anwendungen im Gesundheitssektor :

- **Medizinische Diagnose:** Die KI kann medizinische Bilder wie Röntgenaufnahmen, MRTs und CTs analysieren, um Anomalien mit größerer Genauigkeit zu erkennen. Sie kann bei der Diagnose von Krankheiten wie Krebs, Herzerkrankungen, neurologischen Erkrankungen und vielen anderen helfen, indem sie den Ärzten hilft, die Ergebnisse genauer zu interpretieren.

- **Vorhersagen und Überwachung von Patienten :** Durch die Analyse von Patientendaten in Echtzeit kann die KI Frühwarnsignale erkennen und mögliche Komplikationen vorhersagen. Dadurch können

Gesundheitsfachkräfte vorbeugende Maßnahmen ergreifen und eine individuellere Pflege anbieten.

- **Systeme zur Verwaltung von Krankenakten:** KI erleichtert die Verwaltung und Organisation von elektronischen Krankenakten. Sie kann wichtige Informationen aus den Akten extrahieren und strukturieren und ermöglicht so einen schnellen und einfachen Zugriff auf die medizinischen Daten der Patienten.

- **Unterstützung bei Operationen:** KI kann eingesetzt werden, um Chirurgen bei Operationen zu unterstützen, indem sie Informationen in Echtzeit liefert, Patientendaten analysiert und Ratschläge zu bewährten chirurgischen Verfahren gibt.

- **Entdeckung von Medikamenten :** KI beschleunigt den Prozess der Arzneimittelforschung und -entwicklung, indem sie potenzielle therapeutische Ziele identifiziert, molekulare Interaktionen simuliert und die Wirksamkeit neuer chemischer Substanzen vorhersagt.

- **Personalisierung von Behandlungen :** Durch die Analyse der individuellen Merkmale von Patienten kann die KI spezifische Behandlungen empfehlen, die auf den jeweiligen Fall zugeschnitten sind und Faktoren wie Krankengeschichte, Gene und Vorlieben des Patienten berücksichtigen.

- **Digitale Gesundheit und Wohlbefinden :** KI-gestützte Gesundheitsanwendungen wie Apps zur Überwachung der körperlichen Fitness, virtuelle Gesundheitscoaches und Chatbots zur emotionalen Unterstützung ermöglichen es dem Einzelnen, die

Verantwortung für seine Gesundheit und sein Wohlbefinden selbst zu übernehmen.

Obwohl die Anwendungen von KI im Gesundheitswesen vielversprechend sind, können sie menschliche Pflegekräfte nicht vollständig ersetzen. KI wird oft als Werkzeug eingesetzt, um Gesundheitsfachkräften dabei zu helfen, fundierte Entscheidungen zu treffen und eine effektivere Pflege zu leisten, aber die menschliche Präsenz bleibt entscheidend, um emotionale Unterstützung, Einfühlungsvermögen und ein tiefes Verständnis für die individuellen Bedürfnisse der Patienten zu bieten. Der Schlüssel zu einer erfolgreichen Integration von KI in das Gesundheitswesen liegt in der harmonischen Zusammenarbeit zwischen Technologie und menschlichem Pflegepersonal, wobei die Vorteile jedes Aspekts genutzt werden müssen, um eine optimale Patientenversorgung zu gewährleisten.

Vorteile und Herausforderungen von KI im Gesundheitswesen.

Vorteile von KI im Gesundheitswesen :

- **Genauere Diagnosen:** KI kann große Mengen an medizinischen Daten analysieren und subtile Muster erkennen, die sich menschlichen Fähigkeiten oft entziehen. Dies führt zu genaueren Diagnosen und zur Früherkennung von Krankheiten, wodurch die Erfolgsaussichten der Behandlung verbessert werden.

- **Fundierte Entscheidungsfindung:** Durch die Bereitstellung von evidenzbasierten Analysen und Informationen hilft KI dem Gesundheitspersonal, fundierte Entscheidungen über die richtige Behandlung und Pflegepläne für jeden einzelnen Patienten zu treffen.

- **Kontinuierliche Überwachung von Patienten :** Die KI kann die Vitalparameter und medizinischen Daten von Patienten in Echtzeit überwachen, sodass signifikante Veränderungen oder Verschlechterungen des Gesundheitszustands schnell erkannt werden können, was ein frühzeitiges Eingreifen erleichtert.

- **Optimierung von Arbeitsabläufen:** KI kann bestimmte administrative und sich wiederholende Aufgaben automatisieren und so mehr Zeit für Gesundheitsfachkräfte schaffen, die sich stärker auf die Interaktion mit Patienten und komplexere Aufgaben konzentrieren können.

- **Verbesserung der medizinischen Forschung:** KI beschleunigt die Entdeckung neuer Therapien und Medikamente, indem sie große Datenbanken schnell analysiert und potenzielle neue Ziele für Behandlungen identifiziert.

Herausforderungen der KI im Gesundheitswesen :
- **Zuverlässigkeit der Algorithmen:** Die Zuverlässigkeit von KI-Algorithmen ist in der Medizin von entscheidender Bedeutung. Fehldiagnosen oder ungenaue Empfehlungen könnten schwerwiegende Folgen für die Gesundheit der Patienten haben. Es muss unbedingt sichergestellt werden, dass KI-Systeme auf verschiedenen und repräsentativen Daten gut trainiert sind, um Verzerrungen zu minimieren.

- **Datenschutz und Datensicherheit :** Der Einsatz von KI im Gesundheitswesen bedeutet, dass mit sensiblen Patientendaten umgegangen wird. Der Schutz der Privatsphäre und die Sicherung medizinischer Daten sind wichtige Herausforderungen, um unbefugten Zugriff oder Hackerangriffe zu verhindern.

15

- **Interpretation der Ergebnisse:** Die von KI-Systemen erzeugten Ergebnisse können komplex und für Gesundheitsfachkräfte schwer zu interpretieren sein, insbesondere wenn ihnen IT-Kenntnisse fehlen. Die Entwicklung benutzerfreundlicher Tools und geeigneter Schnittstellen, die die Interaktion zwischen Pflegekräften und KI erleichtern, ist von entscheidender Bedeutung.

- **Beziehung zwischen Patient und Pfleger :** Obwohl KI erhebliche Verbesserungen in der Gesundheitsfürsorge bewirken kann, kann sie Empathie, Mitgefühl und die menschliche Beziehung zwischen Patient und Pfleger nicht ersetzen. Diese menschliche Dimension zu bewahren, bleibt für eine ganzheitliche und qualitativ hochwertige Pflege von entscheidender Bedeutung.

- **Kosten und Zugänglichkeit:** Die Einrichtung hochentwickelter KI-Systeme kann kostspielig sein, was den Zugang für einige Gesundheitseinrichtungen, insbesondere in weniger entwickelten Regionen, erschweren kann. Fairness und Zugänglichkeit von KI-Technologien müssen zentrale Anliegen sein, um sicherzustellen, dass alle Patienten gleichermaßen davon profitieren.

Alles in allem sind die Vorteile von KI im Gesundheitswesen zahlreich und vielversprechend und bieten Möglichkeiten zur Verbesserung der Effizienz, Genauigkeit und Personalisierung von Behandlungen. Allerdings müssen die technischen, ethischen und praktischen Herausforderungen verantwortungsvoll angegangen werden, um eine erfolgreiche Integration der KI in das Gesundheitswesen zu gewährleisten, indem ihre Vorteile maximiert werden und gleichzeitig der Kern der Beziehung zwischen Arzt und Patient erhalten bleibt.

Konkrete Beispiele für den Einsatz von KI in Medizin und Krankenpflege.

- **KI-gestützte medizinische Diagnostik:** KI wird zunehmend eingesetzt, um Ärzte bei der Diagnose von Krankheiten zu unterstützen. In der medizinischen Bildgebung können Deep-Learning-Algorithmen beispielsweise Röntgenbilder, Scans und MRTs analysieren, um Anomalien wie Tumore, Brüche oder Herzanomalien zu erkennen. KI kann auch eingesetzt werden, um bei der Diagnose komplexer Krankheiten wie Brustkrebs zu helfen, indem sie subtile Merkmale identifiziert, die mit bloßem Auge übersehen werden könnten.

- **Systeme zur Unterstützung der klinischen Entscheidungsfindung:** KI kann in elektronische Krankenakten integriert werden, um evidenzbasierte klinische Empfehlungen zu geben. Beispielsweise kann die KI auf der Grundlage der Patientenmerkmale und der Krankengeschichte geeignete Behandlungen, angepasste Medikamentendosierungen oder spezifische Präventivmaßnahmen für chronische Krankheiten vorschlagen.

- **Kontinuierliche Überwachung von Patienten :** KI-Systeme können die Vitalzeichen von Patienten im Krankenhaus oder auf der Intensivstation in Echtzeit überwachen. Sie können subtile Veränderungen in den Vitalparametern wie Blutdruck, Herzfrequenz und Sauerstoffsättigung erkennen und das medizinische Personal bei potenziell gefährlichen Anomalien alarmieren.

- **OP-Assistenz:** KI kann eingesetzt werden, um bei chirurgischen Eingriffen in Echtzeit Unterstützung zu leisten. Sie kann Live-Bilder des Operationsbereichs analysieren, um dem Chirurgen zu helfen, anatomische Strukturen genau zu lokalisieren, empfindliches Gewebe zu vermeiden und die Präzision der chirurgischen Eingriffe zu verbessern.

- **Vorhersage von Krankheiten und Komplikationen:** Durch die Analyse der Gesundheitsdaten von Patienten kann die KI das Risiko vorhersagen, an bestimmten Krankheiten wie Diabetes oder Herz-Kreislauf-Erkrankungen zu erkranken. Sie kann auch potenzielle Komplikationen vorhersagen, sodass Ärzte vorbeugende Maßnahmen ergreifen können, um das Risiko zu senken.

- **Gesundheits-Chatbots und Patientenüberwachung** : KI-gespeiste Gesundheits-Chatbots können Patienten personalisierte Gesundheitstipps geben, häufige medizinische Fragen beantworten und den Gesundheitszustand von Patienten zu Hause überwachen. Diese Tools können bei der Überwachung von Patienten mit chronischen Krankheiten sowie bei der Bereitstellung von emotionaler Unterstützung und medizinischen Erinnerungen hilfreich sein.

- **Medizinische Forschung und Entdeckung von Medikamenten** : KI wird eingesetzt, um die medizinische Forschung zu beschleunigen, indem genomische Datenbanken analysiert, potenzielle therapeutische Ziele identifiziert und die Wirksamkeit neuer Moleküle für die Arzneimittelentwicklung vorhergesagt werden.

Diese Beispiele zeigen die Bandbreite des Einsatzes von KI im Gesundheitswesen und demonstrieren ihr Potenzial, die Gesundheitsfürsorge zu verbessern, Diagnosen und Behandlungen zu beschleunigen und klinische Prozesse zu optimieren. Es ist jedoch wichtig zu beachten, dass KI nicht dazu gedacht ist, Gesundheitsfachkräfte zu ersetzen, sondern sie vielmehr zu unterstützen und ihre Entscheidungsfindung zu verbessern, wobei die Bedeutung der menschlichen Interaktion und Empathie bei der Patientenversorgung erhalten bleibt.

Künstliche Intelligenz ist mehr als nur eine Modeerscheinung, sie wird heute in vielen Branchen und Berufen eingesetzt. Dieser enorme Aufschwung der künstlichen Intelligenz ist auf die explosionsartige Zunahme der digitalen Datenmengen zurückzuführen, die den Unternehmen zur Verfügung stehen, sowie auf die verfügbaren Rechenleistungen und die Reife der Technologien, die zur Verarbeitung dieser Daten eingesetzt .werden In diesem Zusammenhang werden langwierige und repetitive Tätigkeiten, die manuell ausgeführt werden, heute weitgehend automatisiert, um die Benutzer bei der Ausführung ihrer verschiedenen Aufgaben bestmöglich zu unterstützen. Wie andere Berufe, z. B. die Kundenbetreuung, ist das Gesundheitswesen heute einer der großen Nutznießer der zahlreichen Beiträge der künstlichen Intelligenz.

Eine konkrete Antwort a auf strategische Bedürfnisse

A Auf vielen Ebenen (Forschung, Analyse usw.) ist die künstliche Intelligenz heute ein echter Verbündeter der Gesundheitsfachleute. Bis vor kurzem wurde sie noch in Form von Experimenten eingesetzt, heute wird sie in verschiedenen Anwendungsbereichen weitgehend eingesetzt. Zu den konkretesten Anwendungen gehören die Erkennung von Krankheiten und Infektionen, die besonders relevant sind und sich zu einem echten "Must have" entwickeln, insbesondere für Labore, die große

Mengen an Daten und Proben verwalten müssen. Die Idee ist es, echte Diagnosewerkzeuge zu implementieren.

Wenn man beispielsweise die Bildgebung mit künstlicher Intelligenz verbindet, können die Ärzte und das Personal, das die Proben analysiert, ihre Diagnosen mit Hilfe der künstlichen Intelligenz verbessern. Bei der Krebsvorsorge führt dies beispielsweise zu zuverlässigeren Diagnosen und einer deutlichen Verringerung von Fehlinterpretationen, die dramatische Folgen haben können. Künstliche Intelligenz stellt somit eine hervorragende, hochpräzise, zuverlässige und reproduzierbare Diagnosehilfe für Gesundheitsfachkräfte dar.

KI ist das Herzstück der Medizin der Zukunft. Diagnosehilfe, computergestützte Chirurgie, medizinische Roboter, prädiktive Medizin, Antizipation einer Epidemie, Triage von Patienten, Entwicklung neuer Behandlungsmethoden.

Hier sind fünf Beispiele für die Verwendung von Technologie im medizinischen Bereich.

1. KI ZUR BESSEREN ORIENTIERUNG DER PATIENTEN
Stellen Sie sich vor, Sie würden Ihre Symptome in einer Enzyklopädie aller existierenden Krankheiten auflisten. Das ist die Idee, die das CHUM in Montreal derzeit für die Triage in der Notaufnahme erprobt. Die Patienten kommen in die Notaufnahme, geben ihre Informationen in einen Computer ein, der sie dann nach ihrer Dringlichkeit sortiert. Die KI stellt auch fest, ob es sich um ein Atemwegs-, Lungen-, Herzproblem oder ein anderes Problem handelt. "Diese maschinelle Triage wird derzeit mit der menschlichen Triage verglichen. Die Maschine spart Zeit, aber wir wollen sicherstellen, dass die Triage sinnvoll und qualitativ hochwertig ist, denn es kann sein, dass sie bei einem bestimmten Patiententyp gut funktioniert, bei einem

anderen aber nicht", sagt Dr. Fabrice Brunet, Präsident und CEO des CHUM. "Man darf nie davon ausgehen, dass etwas Neues und Innovatives von Vorteil sein wird. Man muss kritisch bleiben. KI muss, wie jede Innovation, bewertet und gemessen werden, damit man sicher sein kann, dass sie Vorteile bringt", warnt Fabrice Brunet.

2. KI FÜR EINE BESSERE FERNBERATUNG

Wie bei der Triage in der Notaufnahme eines Krankenhauses kann KI ein wertvolles Instrument sein, um Patienten aus der Ferne zu leiten. Die telemedizinische Plattform Dialogue aus Quebec implementiert eine KI, die den Behandlungspfad vereinfachen kann. "Im Wesentlichen geht es darum, ein vollständiges und genaues Bild des Patienten zu sammeln", erklärt Alexis Smirnov, Chief Technology Officer von Dialogue. Ein Patient, der ein Hautproblem hat, teilt dem Chatbot beispielsweise mit. ChloChloéseine Informationen, beschreibt seine Symptome und kann dazu aufgefordert werden, ein Foto seines Problems zu senden. Die Daten sowie das Foto werden dann von einem Gesundheitsexperten validiert. Wenn der nächste Schritt darin besteht, einen Termin bei einem Dermatologen zu vereinbaren, kann der Vorgang erneut automatisiert werden. Auf diese Weise weist der Arzt das System einfach an, den Patienten zum nächsten Schritt auf seiner Reise zu bringen. Das Team von Dialogue stellt klar, dass dieses Tool niemals den Menschen ersetzen wird: "Wir bei Dialogue sind der Meinung, dass die KI-Technologie nicht weit genug fortgeschritten ist, um menschliche, auf Medizin basierende Urteile zu fällen - insbesondere, wenn man die menschlichen Faktoren berücksichtigt, die bei dieser Art von Entscheidungen eine Rolle spielen. Abgesehen davon besteht jedoch ein großer Unterschied zwischen dem Treffen medizinischer Entscheidungen und der Optimierung der nichtmedizinischen Komponenten des Behandlungspfades eines Patienten. "

3. KI ZUR BESCHLEUNIGUNG DER ARZNEIMITTELENTWICKLUNG

Es dauert etwa zehn Jahre und Millionen von Dollar, bis ein Medikament auf ihren Markt kommt. Und im Falle von Epidemien wie Covid ist der Bedarf an einer pharmazeutischen Lösung dringend. Eine Möglichkeit, die Entwicklungszeit für einen Impfstoff zu verkürzen, besteht in der Optimierung der präklinischen Forschung. Das ist das Ziel vonInVivo Alein Start-up-Unternehmen, das von drei Doktoranden aus Quebec gegründet wurde, die den Entwicklungsprozess von Medikamenten beschleunigen wollten, damit diese schneller den Patienten zur Verfügung .gestellt werden können Sie haben ihre komplementären Fachkenntnisse in Molekularbiologie, Computational Neuroscience und maschinellem Lernen zusammengebracht, um eine Technologie zu entwickeln, die die Arzneimittelforschung und -entwicklung rationalisiert.

"Derzeit läuft der Prozess der Arzneimittelentwicklung noch recht intuitiv ab", erklärt Therence Bois, Mitbegründer von InVivo AI. "Für ein bestimmtes therapeutisches Ziel testet ein Forscher eine ganze Reihe von Molekülen, oft nach dem Zufallsprinzip, und wiederholt die Experimente, bis er ein Molekül findet, das für das Ziel von Interesse aktiv ist, und das alles auf eine sehr iterative Weise. Die Technologien vonInVivo AI analysieren die é Daten énérerzeugtenvon diesen Forschern erstellen ent des modèModelle, mit denen sie simuliert werden können. diese Experimente auf computergestützte Weise durchführen und diesen Prozess schneller durchlaufen können. "

4. KI ZUR VERBESSERUNG DER DIAGNOSE

Da immer mehr medizinische Hilfsmittel zur Verfügung stehen, müssen Ärzte immer mehr Daten berücksichtigen. Der medizinische Bereich, in dem die KI heute am stärksten vertreten ist, ist die Interpretation von medizinischen Bildern und die Radiologie. Einige Krebsarten, wie Lungen- oder Brustkrebs, sind auf den von Scannern erzeugten Bildern nur sehr schwer zu erkennen. Programme sind in der Lage, Anomalien zu identifizieren, die mit bloßem Auge nicht erkennbar sind, und so Tumore zuverlässiger im Frühstadium zu erkennen und die Behandlung gezielter auszurichten.

Das junge Start-up aus Montreal Imagia hat es sich zum Ziel gesetzt, die Erkennung bestimmter Krebsarten zu beschleunigen, neue personalisierte Behandlungsmethoden zu entwickeln und die klinische Forschung und die Entwicklung neuer Behandlungsmethoden zu beschleunigen. Seine Plattform Evidens nutzt die Algorithmen einer patentierten Technologie namens Deep Radiomics, um aus digitalen Bildern Biomarker (d. h. Indikatoren, mit denen sich normale oder pathologische Prozesse im Zusammenhang mit einer therapeutischen Intervention messen lassen) zu erzeugen, so dass das Auftreten einer Anomalie bei einem Patienten erkannt oder deren Entwicklung festgestellt werden kann.

Diese Programme sind in der Lage, "von sich aus zu lernen", da sie alle festgestellten biologischen Anomalien speichern und so bei jeder Diagnose an Genauigkeit gewinnen. Das bedeutet, dass eine gründliche und auf den einzelnen Patienten zugeschnittene Behandlung leichter zugänglich wird.

KI kann auch bei der Erkennung von Pathologien an extrem empfindlichen Stellen helfen. Das Unternehmen aus

Quebec Diagnos hat eine KI entwickelt, die diabetische Retinopathie erkennen kann. Eine Komplikation von Diabetes, die 50 % der Typ-2-Patienten betrifft und für 5 % der weltweiten Erblindungen verantwortlich ist. Anhand eines Fotos der Netzhaut ist das Programm in der Lage, die ersten Anzeichen der Krankheit zu erkennen. Diese Fotos werden innerhalb weniger Minuten mithilfe von Spezialkameras aufgenommen, die bereits in mehreren Kliniken, Optometriezentren und Apotheken im In- und Ausland zu finden sind. Das System hat bereits die Augen von fast 225.000 Patienten in 16 Ländern analysiert. André Larente, der Präsident von Diagnos, sagt, dass das System 98,5% der Fälle von Retinopathie erkennen kann.

5 - MEDIZINISCHE ROBOTER

Immer mehr Eingriffe werden mithilfe von Operationsrobotern durchgeführt. Diese Werkzeuge erhöhen den Komfort für den Chirurgen und den Patienten und vereinfachen die Nachsorge. Die Robotik ist im Gesundheitsbereich auf dem Vormarsch.

Während der Pandemie in China haben medizinische Roboter dazu beigetragen, die Arbeitsbelastung in den Krankenhäusern zu verringern. Orion StarDie von Cheetah Mobile unterstützte Robotikfirma setzte Roboter ein, die dazu beitrugen, die vorläufige Diagnose und Behandlung, die primäre Weitergabe von medizinischen Informationen und die pünktliche Lieferung von medizinischen Hilfsgütern in Krankenhäusern zu verbessern.

Die aktuelle Rolle des Pflegers

Beschreibung der traditionellen Rolle des Pflegehelfers.

Der Pflegehelfer ist ein Angehöriger der Gesundheitsberufe, der für das reibungslose Funktionieren des Gesundheitssystems und die Qualität der Patientenversorgung von entscheidender Bedeutung ist. Ihre Rolle besteht hauptsächlich darin, Patienten in ihrem täglichen Leben zu helfen und zu unterstützen sowie andere Mitglieder des medizinischen Teams zu unterstützen. Die traditionelle Rolle des Pflegehelfers umfasst folgende Hauptmerkmale:

- **Grundlegende Pflege von Patienten :** Der Pflegehelfer ist für die Grundpflege von Patienten verantwortlich, wie z. B. persönliche Hygiene (Waschen, Baden, Anziehen), Wechseln der Bettwäsche, Unterstützung bei der Mobilität und Unterstützung bei der Ausscheidung.

- **Überwachung der Patienten :** Der Pflegehelfer überwacht regelmäßig den Gesundheitszustand des Patienten, indem er alle signifikanten Abweichungen oder Veränderungen festhält und meldet. Er kann die Temperatur messen, den Blutdruck messen und die Vitalzeichen beobachten, um eine Verschlechterung des Zustands des Patienten zu erkennen.

- **Emotionale Unterstützung:** Ein entscheidender Aspekt der Rolle des Pflegehelfers besteht darin, den Patienten emotionale Unterstützung zu geben. Er muss sich möglicherweise ihre Sorgen anhören, auf ihre emotionalen Bedürfnisse eingehen und eine beruhigende und fürsorgliche Umgebung schaffen.

- **Unterstützung bei täglichen Aktivitäten:** Der Pflegehelfer hilft den Patienten bei ihren täglichen Aktivitäten wie Essen, Reisen und Freizeitaktivitäten. Er sorgt dafür, dass sich die Patienten in ihrer täglichen Routine wohl und unterstützt fühlen.

- **Zusammenarbeit mit dem Pflegeteam:** Der Pflegehelfer arbeitet eng mit Krankenpflegern, Ärzten und anderen Angehörigen der Gesundheitsberufe zusammen. Er leitet wichtige Informationen über Patienten weiter, nimmt an Teamsitzungen teil und trägt zur Koordinierung der Pflege bei.

- **Aktenführung und Berichterstattung:** Der Pflegehelfer kann dafür zuständig sein, die Patientenakten zu führen, wichtige Beobachtungen zu notieren und Berichte über den Gesundheitszustand der Patienten zu verfassen.

- **Risikovermeidung:** Der Pflegehelfer achtet auf die Risiken von Stürzen, Druckgeschwüren und Infektionen bei Patienten. Er/sie ergreift vorbeugende Maßnahmen, um diese Risiken zu verringern, und sorgt für die Sicherheit der Patienten in ihrer Umgebung.

- **Kommunikation mit den Familien:** Der Pflegehelfer kann in direktem Kontakt mit den Familien der Patienten stehen, um sie über die Entwicklung des Gesundheitszustands zu informieren, ihre Fragen zu beantworten und ihnen in dieser schwierigen Zeit Unterstützung zu bieten.

- **Einhaltung von Hygiene- und Sicherheitsstandards:** Der Pflegehelfer muss die Hygiene- und Sicherheitsprotokolle einhalten, um die Ausbreitung von Infektionen zu verhindern und eine saubere und sichere Umgebung für die Patienten zu gewährleisten.

Die Rolle des Pflegehelfers ist durch ein starkes Engagement für das Wohlbefinden der Patienten und einen ganzheitlichen Ansatz in der Pflege gekennzeichnet. Durch die Bereitstellung grundlegender Pflege und den Aufbau einer bedeutungsvollen Beziehung zu den Patienten spielt der Pflegehelfer eine zentrale Rolle bei der Humanisierung der Gesundheitsversorgung und trägt zur Genesung und zum allgemeinen Wohlbefinden der betreuten Personen bei.

- Persönliche Berichte und Erfahrungen des Autors als Pflegehelfer über einen Zeitraum von 15 Jahren.

Als erfahrener Pflegehelfer, der all diese Jahre gearbeitet hat, habe ich viele emotional belastende Erfahrungen, freudige und traurige Momente und einzigartige Herausforderungen in der Gesundheitspflege miterlebt. Im Folgenden finden Sie einige persönliche Aussagen und Erfahrungen, die mich auf meinem beruflichen Weg geprägt haben:

- **Die Bedeutung von Einfühlungsvermögen und Mitgefühl:** Im Laufe der Jahre habe ich gelernt, dass Einfühlungsvermögen und Mitgefühl wichtige Eigenschaften sind, um eine sinnvolle Verbindung zu Patienten aufzubauen. In meinen Erfahrungsberichten beschreibe ich, wie ein einfaches aufmerksames Zuhören, ein aufmunterndes Wort oder eine wohlwollende Geste für einen ängstlichen oder leidenden Patienten einen großen Unterschied

27

machen können. Diese Momente der Menschlichkeit haben den Patienten und ihren Familien oftmals Trost gespendet.

- **Die Stärke der Resilienz bei Patienten :** Ich hatte das Glück, Patienten auf ihrem Weg der Genesung zu begleiten, und konnte so von der bemerkenswerten Widerstandsfähigkeit des Einzelnen gegenüber widrigen Umständen berichten. Ich teile inspirierende Geschichten von Patienten, die trotz schwieriger medizinischer Bedingungen die Kraft gefunden haben, zu kämpfen, Hindernisse zu überwinden und ihre Lebensqualität wiederzuerlangen.

- **Die Last des Abschieds:** Während meiner Arbeit im Gesundheitswesen musste ich mich mit herzzerreißenden Momenten auseinandersetzen, insbesondere mit dem Abschied von Patienten, die ihrer Krankheit erlegen sind. Diese Erfahrungen haben mich tief geprägt und meinen Wunsch verstärkt, fürsorgliche Pflege zu leisten und Patienten bis zu ihrem letzten Augenblick zu unterstützen.

- **Die Entwicklung der Medizintechnik:** Ich habe die zunehmende Einführung von Medizintechnik und KI im Gesundheitswesen miterlebt. In meinen Erfahrungen teile ich mit, wie diese technologischen Fortschritte manchmal bestimmte klinische Aufgaben vereinfacht haben, aber auch Fragen über die Auswirkungen auf die Beziehung zwischen Patient und Pflegekraft aufwarfen.

- **Herausforderungen durch Arbeitsbelastung:** Da ich häufig in anspruchsvollen Pflegeumgebungen arbeite, musste ich mich mit den Herausforderungen einer hohen Arbeitsbelastung auseinandersetzen. Ich teile Erfahrungen, in denen ich mit verschiedenen Verantwortlichkeiten jonglieren und trotz begrenzter

Ressourcen eine qualitativ hochwertige Pflege leisten musste.

• **Die Dankbarkeit der Patienten :** Ich erinnere mich an Momente, in denen Patienten oder deren Angehörige ihre Dankbarkeit für meine Pflege und Hingabe zum Ausdruck gebracht haben. Diese Anerkennungen waren eine Quelle der Motivation und persönlichen Befriedigung in meiner beruflichen Laufbahn.

Mit diesen Berichten und Erfahrungen gebe ich einen intimen Einblick in die komplexe Realität der Arbeit als Pflegehelfer, in meine Höhen und Tiefen und in die Emotionen, die mit diesem wichtigen Beruf einhergehen. Die Geschichten spiegeln das tiefe Engagement der Autorin für die patientenorientierte Pflege wider und verdeutlichen die anhaltende Bedeutung des menschlichen Faktors in der Gesundheitspflege.

Bedeutung von Empathie und Kommunikation in der Beziehung zwischen Pfleger und Patient.

Einfühlungsvermögen und Kommunikation spielen eine entscheidende Rolle in der Beziehung zwischen Pfleger und Patient. Sie sind entscheidend, um Vertrauen aufzubauen, die Bedürfnisse des Patienten zu verstehen und eine qualitativ hochwertige, personenzentrierte Pflege zu leisten. Im Folgenden wird die Bedeutung dieser Elemente in der Beziehung zwischen Pfleger und Patient erläutert:

1. Schaffung einer vertrauensvollen Umgebung: Empathie zeigt, dass der Pfleger die Emotionen des Patienten versteht und fühlt, was das Vertrauen stärkt. Patienten fühlen sich eher wohl und sicher, wenn sie wissen, dass ihre Pflegekraft sie emotional versteht und unterstützt.

2. Verständnis für die Bedürfnisse des Patienten : Empathie ermöglicht es dem Pflegenden, sich in die Lage des Patienten zu versetzen und seine Sorgen, Ängste und Nöte wahrzunehmen. Dies hilft, eine individuelle Pflege zu leisten, die die Werte, Überzeugungen und Vorlieben des Patienten berücksichtigt.

3. Förderung des Ausdrucks von Emotionen : Wenn Patienten mit gesundheitlichen Herausforderungen konfrontiert sind, können sie ein breites Spektrum an Emotionen empfinden, darunter Angst, Furcht und Traurigkeit. Eine einfühlsame Kommunikation ermutigt Patienten, ihre Emotionen auszudrücken, was zur Verbesserung ihres psychischen Wohlbefindens beitragen kann.

4. Verbesserung der Therapietreue: Durch eine einfühlsame Kommunikation kann der Pfleger die Behandlung und die medizinischen Anweisungen besser und für den Patienten verständlich erklären. Dies erhöht die Wahrscheinlichkeit, dass der Patient den empfohlenen Behandlungsplan korrekt befolgt.

5. Stärkung der Diagnoseeffizienz: Einfühlungsvermögen fördert eine bessere Kommunikation zwischen Patient und Behandler, was das Sammeln wichtiger medizinischer Informationen erleichtert. Ein Patient, der sich zugehört fühlt, wird eher genaue Angaben zu seinen Symptomen machen, was zu einer genaueren und schnelleren Diagnose führen kann.

6. Stress- und Angstabbau: Für Patienten, die mit gesundheitlichen Problemen konfrontiert sind, kann emotionale Unterstützung eine beruhigende und tröstende

Wirkung haben. Einfühlungsvermögen und wohlwollende Kommunikation können helfen, den mit der medizinischen Versorgung verbundenen Stress und die Angst zu mindern.

7. Verbesserung der Patientenzufriedenheit : Patienten fühlen sich besser betreut und sind zufriedener, wenn ihnen das Pflegepersonal einfühlsame Aufmerksamkeit schenkt. Eine warme und respektvolle Kommunikation kann ihre Gesamterfahrung mit der Gesundheitsfürsorge verbessern.

8. Stärkung der therapeutischen Beziehung: Eine einfühlsame Kommunikation fördert eine starke therapeutische Beziehung zwischen Patient und Behandler. Dadurch wird ein Umfeld geschaffen, in dem sich der Patient gehört und respektiert fühlt, was die Zusammenarbeit im Heilungsprozess erleichtert.

Zusammenfassend lässt sich sagen, dass Empathie und Kommunikation grundlegende Säulen der Beziehung zwischen Pflegekraft und Patient sind. Sie fördern einen ganzheitlichen Ansatz in der Pflege und ermöglichen den Aufbau eines Vertrauensverhältnisses, das für eine qualitativ hochwertige Pflege, die sich auf die individuellen Bedürfnisse und Vorlieben der Patienten konzentriert, unerlässlich ist. Die Integration dieser Qualitäten in die Praxis der Pflegenden trägt zur Humanisierung der Gesundheitsfürsorge und zur Förderung des allgemeinen Wohlbefindens der Patienten bei.

Künstliche Intelligenz als Assistentin der Pflegekraft

Analyse von KI als Werkzeug zur Verbesserung der Aufgaben von Pflegekräften.

Künstliche Intelligenz (KI) kann eine entscheidende Rolle als Werkzeug zur Verbesserung der Aufgaben von Pflegekräften im Gesundheitswesen spielen. Sie bietet einzigartige Fähigkeiten, die die Effizienz, Genauigkeit und Qualität der erbrachten Pflegeleistungen steigern können. Im Folgenden finden Sie eine eingehende Analyse der Möglichkeiten, wie KI zur Unterstützung und Verbesserung der Arbeit von Pflegekräften eingesetzt werden kann:

1. KI-gestützte Diagnose: KI kann große Mengen an medizinischen Daten wie medizinische Bilder, Laboranalysen und elektronische Gesundheitsakten schnell analysieren. Indem KI dabei hilft, subtile Muster zu erkennen, kann sie zusätzliche Informationen liefern, die Gesundheitsfachkräften bei der Diagnose und der medizinischen Entscheidungsfindung helfen.

2. Vorhersage von Komplikationen und Risiken: Durch die Analyse der Gesundheitsdaten von Patienten kann die KI potenzielle Komplikationen und individuelle Risiken vorhersagen. Dadurch kann das Pflegepersonal geeignete Präventionsstrategien umsetzen, um die Ergebnisse der Patienten zu verbessern und vermeidbare Krankenhausaufenthalte zu reduzieren.

3. Patientenüberwachung und Echtzeitreaktionen: KI-Systeme können die Vitalparameter von Patienten in Echtzeit überwachen, auf abnormale Veränderungen hinweisen und das Pflegepersonal im Notfall alarmieren.

Dies ermöglicht ein schnelles Eingreifen und kann in kritischen Situationen Leben retten.

4. Optimierung von Arbeitsabläufen: KI kann bestimmte Verwaltungsaufgaben automatisieren, z. B. Terminplanung, Aktenverwaltung und Rechnungsstellung. Indem wertvolle Zeit des Pflegepersonals freigesetzt wird, kann sich dieses stärker auf die Interaktion mit den Patienten und auf klinischere Aspekte konzentrieren.

5. Unterstützung bei der Verschreibung von Medikamenten : KI kann dabei helfen, potenziell gefährliche Wechselwirkungen von Medikamenten zu erkennen und Dosisanpassungen vorzuschlagen, um Verschreibungsfehler zu vermeiden. Dies verringert das Risiko von medizinischen Fehlern und erhöht die Patientensicherheit.

6. Personalisierte Behandlungspläne: Durch die Analyse der Gesundheitsdaten von Patienten kann die KI spezifische, auf den Einzelnen zugeschnittene Behandlungen empfehlen und dabei Faktoren wie die Krankengeschichte, genetische Merkmale und die Vorlieben des Patienten berücksichtigen.

7. Emotionale Unterstützung von Patienten : Mithilfe von KI können Chatbots zur emotionalen Unterstützung entwickelt werden, die mit Patienten interagieren, um psychologische Unterstützung zu leisten und Fragen zu beantworten. Dies kann dazu beitragen, das emotionale Wohlbefinden der Patienten zu verbessern und ihr Engagement für ihren eigenen Heilungsprozess zu stärken.

Trotz dieser Vorteile ist es jedoch wichtig zu beachten, dass die KI das Fachwissen und die Empathie menschlicher Pflegekräfte nicht vollständig ersetzen kann. Die Gesundheitsfürsorge ist tief im menschlichen Aspekt verwurzelt, und die Interaktion mit einem wohlwollenden Pfleger kann einen erheblichen Einfluss auf die Genesung und Zufriedenheit der Patienten haben.

Daher muss die erfolgreiche Integration von KI als Werkzeug zur Verbesserung der Aufgaben von Pflegekräften auf ausgewogene Weise erfolgen, wobei die Bedeutung des menschlichen Faktors in der Gesundheitspflege gewahrt bleiben muss. KI sollte als kollaborativer Partner gesehen werden, der es dem Pflegepersonal ermöglicht, fundiertere Entscheidungen zu treffen und eine qualitativ hochwertigere Pflege zu leisten, während gleichzeitig weiterhin ein patientenzentrierter Ansatz und eine vertrauensvolle Beziehung zwischen Patient und Pflegekraft gefördert werden.

Wie KI bei der Diagnose, der Überwachung von Patienten, der Verwaltung von Krankenakten usw. helfen kann.

Wie KI bei der Diagnose, der Überwachung von Patienten, der Verwaltung von Krankenakten usw. helfen kann.
Künstliche Intelligenz (KI) hat ein enormes Potenzial, verschiedene Aspekte des Gesundheitswesens umzugestalten und zu verbessern. Im Folgenden wird erläutert, wie sie bei der Diagnose, der Patientenüberwachung, der Verwaltung von Krankenakten und in anderen Bereichen von Nutzen sein kann:

1. KI-gestützte Diagnose: KI kann große Mengen an medizinischen Daten, einschließlich medizinischer Bilder, Laborergebnisse und elektronischer Gesundheitsakten, analysieren, um Ärzten zu helfen, genauere Diagnosen zu stellen. KI-Algorithmen können subtile Anomalien in medizinischen Bildern erkennen, was zu einer

Früherkennung von Krankheiten wie Krebs und Herz-Kreislauf-Erkrankungen führen kann.

2. Patientenüberwachung in Echtzeit: KI-Systeme können die Vitalzeichen von Patienten im Krankenhaus oder auf der Intensivstation kontinuierlich überwachen. Sie erkennen signifikante Veränderungen in physiologischen Parametern wie Herzfrequenz, Blutdruck und Sauerstoffsättigung und alarmieren das Gesundheitspersonal bei Anomalien, sodass im Notfall frühzeitig eingegriffen werden kann.

3. Vorhersage und Management von Komplikationen: Durch die Analyse der Gesundheitsdaten von Patienten kann die KI das Risiko für bestimmte medizinische Komplikationen wie nosokomiale Infektionen oder Blutgerinnsel vorhersagen. Dadurch können Gesundheitsfachkräfte gezielt vorbeugende Maßnahmen ergreifen, um diese Risiken zu verringern und die Ergebnisse der Patienten zu verbessern.

4. Verwaltung von Krankenakten: KI erleichtert die Verwaltung elektronischer Krankenakten, indem sie bestimmte Aufgaben automatisiert, wie z. B. die Extraktion und Strukturierung relevanter Informationen aus den Akten. Dadurch können Ärzte und Krankenpfleger schneller auf wichtige medizinische Daten zugreifen und fundierte Entscheidungen treffen.

5. OP-Assistenz: KI kann eingesetzt werden, um bei chirurgischen Eingriffen in Echtzeit Unterstützung zu leisten. Sie kann Live-Bilder analysieren und dem Chirurgen nützliche Informationen liefern, wodurch die Präzision der Handgriffe verbessert und die Fehleranfälligkeit verringert wird.

6. Früherkennung und Prävention von Krankheiten : **Mithilfe** von KI können Risikofaktoren, Krankengeschichte und genetische Daten von Patienten analysiert werden, um ihnen zu helfen, ein präventives Gesundheitsverhalten an den Tag zu legen. Dies kann zu einer früheren Erkennung von Krankheiten und einem besseren Umgang mit chronischen Zuständen führen.

7. Systeme für Behandlungsempfehlungen : KI kann klinische Daten von ähnlichen Patienten analysieren, um wirksame Behandlungsmethoden zu empfehlen. Diese personalisierten Empfehlungssysteme können Ärzten helfen, die beste Behandlung für jeden Patienten unter Berücksichtigung individueller Faktoren zu wählen.

8. Unterstützung klinischer Entscheidungen: KI kann evidenzbasierte Informationen liefern, die medizinischem Fachpersonal helfen, fundierte Entscheidungen zu treffen. Durch die Integration von aktuellem medizinischen Wissen und Evidenz können KI-Systeme dabei helfen, effektivere Behandlungspläne zu formulieren.

Es ist jedoch wichtig zu betonen, dass KI trotz all dieser Vorteile nicht die Kompetenz, das Einfühlungsvermögen und das klinische Urteilsvermögen von Gesundheitsfachkräften ersetzen darf. Die Integration von KI in die Gesundheitsversorgung muss ausgewogen erfolgen, indem KI als Hilfsmittel zur Unterstützung der Pfleger und zur Verbesserung der Pflege eingesetzt wird, während die Bedeutung der menschlichen Interaktion und der vertrauensvollen Beziehung zwischen Patient und Pfleger erhalten bleibt.

Zukunftsperspektiven für KI als "Kollege" des Pflegers.

Die Zukunftsaussichten für Künstliche Intelligenz (KI) als "Kollege" des Pflegers sind vielversprechend und spannend. KI wird sich weiterentwickeln und eine zunehmend bedeutende Rolle im Gesundheitswesen spielen, indem sie mit Pflegekräften zusammenarbeitet, um die Qualität der Pflege und die Effizienz der medizinischen Versorgung zu verbessern. Hier sind einige Zukunftsperspektiven für diese Beziehung zwischen KI und Pflegekräften:

1. Fortgeschrittene klinische Assistenz: Mit kontinuierlichen Fortschritten beim maschinellen Lernen und der Verarbeitung natürlicher Sprache wird die KI in der Lage sein, eine noch ausgefeiltere klinische Assistenz zu leisten. Sie wird in der Lage sein, kontextbezogener und personalisierter mit dem Pflegepersonal zu interagieren und evidenzbasierte Empfehlungen für Diagnosen, Behandlungen und Pflegepläne zu geben.

2. Prävention und Früherkennung von Krankheiten : Die KI wird weiterhin eine Schlüsselrolle bei der Prävention und Früherkennung von Krankheiten spielen. KI-Algorithmen werden immer effizienter bei der Analyse medizinischer Patientendaten werden, wodurch Risikofaktoren identifiziert und frühe Anzeichen von Krankheiten erkannt werden können, wodurch sich die Chancen auf eine erfolgreiche Behandlung verbessern.

3. Präzisionsmedizin: KI wird es ermöglichen, Behandlungen gezielter auf die spezifischen Merkmale eines jeden Patienten abzustimmen, was zu einer fortschrittlicheren Präzisionsmedizin führt. KI-Modelle werden vorhersagen können, wie ein Patient auf eine bestimmte Behandlung reagieren wird, was dazu beitragen wird, die wirksamsten Behandlungen mit weniger Nebenwirkungen auszuwählen.

4. Medizinische Robotik: In Zusammenarbeit mit medizinischen Robotern kann KI eingesetzt werden, um präzisere und weniger invasive chirurgische Eingriffe durchzuführen. Roboter können mit KI ausgestattet werden, um Chirurgen bei der Durchführung komplexerer Eingriffe mit hoher Präzision zu unterstützen.

5. Verbesserte Gesundheits-Chatbots : KI-gespeiste Chatbots werden sich als Hilfsmittel zur Unterstützung von Patienten weiterentwickeln. Sie werden in der Lage sein, ein breiteres Spektrum an medizinischen Fragen zu beantworten, eine individuellere Gesundheitsberatung anzubieten und den Gesundheitszustand der Patienten zu Hause zu überwachen.

6. Medizinische Ausbildung und Entscheidungsfindung: KI kann in medizinischen Ausbildungsprogrammen eingesetzt werden, um komplexe klinische Fälle zu simulieren und zukünftigen Pflegehelfern zu helfen, ihre diagnostischen Fähigkeiten und ihre Entscheidungsfindung zu entwickeln. Das Pflegepersonal wird auch Zugang zu medizinischen Wissensdatenbanken haben, die dank KI ständig aktualisiert werden.

7. Effizientere Pflege: Durch die Automatisierung bestimmter administrativer und repetitiver Aufgaben wird die KI mehr Zeit für das Pflegepersonal schaffen, sodass dieses sich stärker auf die direkte Patientenpflege und komplexere klinische Aufgaben konzentrieren kann.

Mit diesen Chancen kommen jedoch auch Herausforderungen. Es wird entscheidend darauf ankommen, die Sicherheit und Vertraulichkeit von Patientendaten zu gewährleisten, potenzielle Verzerrungen in KI-Algorithmen abzuschwächen und sicherzustellen, dass die Integration von KI in die Gesundheitsversorgung ethisch vertretbar und patientenzentriert ist.

Letztendlich hat die zunehmende Integration von KI als "Kollege" des Pflegers das Potenzial, die

Gesundheitsfürsorge erheblich zu verbessern, Diagnosen genauer und Behandlungen individueller zu gestalten und gleichzeitig die Bedeutung der Beziehung zwischen Pfleger und Patient sowie des menschlichen Faktors in der Gesundheitsfürsorge zu erhalten.

Ethische und rechtliche Herausforderungen

Diskussion über ethische Dilemmas beim Einsatz von KI in der Gesundheitsfürsorge.

Die zunehmende Integration von künstlicher Intelligenz (KI) in die Gesundheitsfürsorge wirft viele komplexe ethische Dilemmas auf. Obwohl KI erhebliche Vorteile bieten kann, gibt es auch Bedenken hinsichtlich des Datenschutzes, der Rechenschaftspflicht, der autonomen Entscheidungsfindung und des Vertrauens in die Gesundheitsfürsorge. Im Folgenden werden einige der wichtigsten ethischen Dilemmas im Zusammenhang mit dem Einsatz von KI im Gesundheitswesen aufgeführt:

1. Datenschutz und Privatsphäre: KI benötigt Zugang zu großen Mengen an medizinischen Daten, um effektiv arbeiten zu können. Dies wirft Bedenken hinsichtlich der Vertraulichkeit der medizinischen Daten von Patienten und des Schutzes ihrer Privatsphäre auf. Es ist entscheidend, robuste Sicherheitsmaßnahmen einzuführen, um Datenverletzungen zu verhindern und sicherzustellen, dass die persönlichen Informationen der Patienten geschützt sind.

2. Algorithmische Verzerrungen: KI-Algorithmen werden auf historischen Datensätzen trainiert, die systemische Verzerrungen enthalten können, die auf Faktoren wie Alter,

Geschlecht, Rasse oder ethnischer Herkunft beruhen. Dies kann zu Ungleichheiten bei Diagnosen, Behandlungen und Gesundheitsergebnissen führen. Die Überwachung und Reduzierung von Verzerrungen in KI-Modellen ist von entscheidender Bedeutung, um eine gerechte und diskriminierungsfreie Gesundheitsversorgung zu gewährleisten.

3. Rechenschaftspflicht und autonome Entscheidungsfindung: Wenn die KI bestimmte klinische Aufgaben übernimmt, kann die Verantwortung für gesundheitsbezogene Entscheidungen zwischen dem Algorithmus und der medizinischen Fachkraft verwässert werden. Im Falle eines Fehlers oder Problems kann es schwierig sein zu bestimmen, wer verantwortlich ist. Die Angehörigen der Gesundheitsberufe sollten immer eine aktive Rolle bei der Entscheidungsfindung spielen, und bei unerwünschten Ereignissen sollte die Verantwortung eindeutig festgelegt werden.

4. Mangel an menschlicher Empathie und Kommunikation: KI kann datengestützte Antworten und Empfehlungen liefern, aber sie kann menschliche Empathie und Kommunikation nicht ersetzen. Patienten brauchen die Interaktion mit mitfühlenden und fürsorglichen Betreuern, um sich verstanden und emotional unterstützt zu fühlen. Daher ist es von entscheidender Bedeutung, ein Gleichgewicht zwischen dem Einsatz von KI zur Verbesserung der Pflege und der Aufrechterhaltung eines menschlichen Ansatzes in der Beziehung zwischen Pfleger und Patient zu finden.

5. Autonomie der Patienten : KI kann personalisierte Behandlungsempfehlungen liefern, aber das kann auch Fragen zur Patientenautonomie aufwerfen. Einige Patienten könnten sich ihrer Entscheidungsgewalt beraubt fühlen, wenn die Behandlungsentscheidungen stark von

Algorithmen beeinflusst werden. Es ist wichtig, Patienten die Möglichkeit zu geben, aktiv an Entscheidungen über ihre Gesundheit und ihre Behandlung teilzunehmen.

6. Ungleichheiten beim Zugang zu KI-Technologien: KI-Technologien können in der Umsetzung und Wartung teuer sein. Dies kann zu Ungleichheiten beim Zugang zu fortschrittlicher KI-gestützter Gesundheitsversorgung führen, insbesondere in benachteiligten Regionen oder Gemeinschaften. Es ist entscheidend, sicherzustellen, dass KI die Kluft zwischen Patienten nicht vergrößert und dass sie fair und integrativ eingesetzt wird.

Alles in allem bietet der Einsatz von KI im Gesundheitswesen spannende Möglichkeiten, um die Pflege, die Genauigkeit der Diagnosen und die Wirksamkeit der Behandlungen zu verbessern. Die Lösung der mit KI verbundenen ethischen Dilemmata ist jedoch von entscheidender Bedeutung, um eine faire, transparente und patientenzentrierte Versorgung zu gewährleisten. Die Berücksichtigung ethischer Fragen bereits bei der Konzeption und der verantwortungsvolle Einsatz von KI sind entscheidend, um die Vorteile der KI zu maximieren und gleichzeitig ihre potenziellen Risiken zu minimieren.

Schutz der Privatsphäre von Patienten und Sicherung von Gesundheitsdaten.

Der Schutz der Privatsphäre von Patienten und die Sicherung von Gesundheitsdaten sind zentrale Anliegen beim Einsatz von Künstlicher Intelligenz (KI) im Gesundheitswesen. Gesundheitsdaten sind äußerst sensibel und enthalten vertrauliche persönliche und medizinische Informationen über Patienten. Im Folgenden finden Sie einige Schlüsselmaßnahmen, um den Schutz der Privatsphäre und die Sicherheit von Gesundheitsdaten im

Zusammenhang mit KI im Gesundheitswesen zu gewährleisten :

1. Informierte Einwilligung: Bevor Sie Patientendaten erheben, verarbeiten oder nutzen, müssen Sie unbedingt eine informierte Einwilligung von den Patienten einholen. Die Patienten müssen klar und transparent darüber informiert werden, wie ihre Daten verwendet werden, warum sie benötigt werden und wie sie geschützt werden.

2. Anonymisierung und Pseudonymisierung von Daten : Bevor medizinische Daten für das Training von KI-Algorithmen verwendet werden, können sie anonymisiert oder pseudonymisiert werden, um eine direkte Identifizierung von Patienten zu verhindern. Dadurch wird das Risiko einer unbeabsichtigten Offenlegung sensibler Daten erheblich verringert.

3. Verschlüsselung der Daten : Gesundheitsdaten müssen sicher gespeichert und übertragen werden, indem robuste Verschlüsselungsprotokolle verwendet werden. Dadurch wird verhindert, dass Unbefugte im Falle einer Verletzung oder eines Eindringens auf sensible Informationen zugreifen können.

4. Eingeschränkter Zugang und Zugangskontrolle: Angehörige der Gesundheitsberufe und Forscher, die Gesundheitsdaten verwenden, sollten einen eingeschränkten Zugang nur zu den Informationen haben, die sie für ihre speziellen Aufgaben benötigen. Es muss eine strenge Zugangskontrolle eingerichtet werden, um sicherzustellen, dass nur befugte Personen auf die Daten zugreifen können.

5. Geräte- und Netzwerksicherheit: Die Geräte und Netzwerke, die zur Speicherung und Verarbeitung von Gesundheitsdaten verwendet werden, müssen sicher und vor Computerangriffen geschützt sein. Regelmäßige Updates, Firewalls und Antivirensoftware sind entscheidend, um Sicherheitslücken zu verhindern.

6. Schulung und Sensibilisierung: Die regelmäßige Schulung von medizinischem Personal und Fachkräften im Gesundheitswesen über bewährte Verfahren im Bereich des Datenschutzes und der IT-Sicherheit ist von entscheidender Bedeutung. Die Sensibilisierung für Sicherheitsrisiken trägt dazu bei, menschliche Fehler zu minimieren, die zu Datenverletzungen führen können.

7. Einhaltung gesetzlicher Vorschriften: KI-Systeme im Gesundheitswesen müssen die Gesetze und Vorschriften zum Datenschutz und zur Vertraulichkeit einhalten, wie z. B. die Allgemeine Datenschutzverordnung (GDPR) in Europa oder die HIPAA-Vorschriften in den USA.

8. Überwachung und Prüfung: Eine kontinuierliche Überwachung und regelmäßige Prüfungen müssen durchgeführt werden, um Anomalien und verdächtige Aktivitäten zu erkennen und so eine schnelle Reaktion auf Sicherheitsverletzungen zu gewährleisten.

Durch die Umsetzung dieser Maßnahmen können Gesundheitseinrichtungen und Gesundheitsdienstleister den Schutz der Privatsphäre der Patienten stärken und die Sicherheit der Gesundheitsdaten bei der Nutzung von KI gewährleisten. Damit soll sichergestellt werden, dass die Vorteile der KI im Gesundheitswesen erreicht werden, ohne das Vertrauen der Öffentlichkeit in die Sicherheit und Vertraulichkeit ihrer Gesundheitsdaten zu gefährden.

Haftung für Fehler oder Fehlinterpretationen der KI.

Die Haftung für Fehler oder Fehlinterpretationen von Künstlicher Intelligenz (KI) ist ein komplexes und entscheidendes Thema, das angegangen werden muss, wenn KI im Gesundheitswesen eingesetzt wird. Da KI immer mehr klinische Entscheidungen trifft und medizinische Empfehlungen gibt, ist es wichtig zu bestimmen, wer im Falle eines Fehlers oder unerwünschten Ergebnisses haftet. Hier sind einige Schlüsselaspekte der Haftung im Zusammenhang mit KI im Gesundheitswesen :

1. Geteilte Verantwortung : Die Verantwortung für die Gesundheitsversorgung unter Einbeziehung von KI muss zwischen der KI selbst, den Entwicklern des Algorithmus, den Herstellern des KI-Systems und den Gesundheitsfachkräften, die die KI nutzen, geteilt werden. Jede Partei muss ihren Teil der Verantwortung entsprechend ihrer Rolle und ihrer Handlungen übernehmen.

2. KI-Entwickler: Die Designer und Entwickler von KI-Algorithmen sind dafür verantwortlich, zuverlässige und sichere Modelle zu erstellen. Das bedeutet, strenge Tests durchzuführen, potenzielle Verzerrungen zu identifizieren und abzuschwächen und sicherzustellen, dass die KI transparent und im Einklang mit ethischen und regulatorischen Standards arbeitet.

3. Hersteller des KI-Systems: Die Hersteller von KI-Systemen müssen die Zuverlässigkeit, Sicherheit und Konformität ihrer Produkte gewährleisten. Sie müssen außerdem regelmäßige Updates bereitstellen, um entdeckte Fehler und Schwachstellen zu beheben.

4. Gesundheitsfachkräfte: Gesundheitsfachkräfte, die KI einsetzen, sind dafür verantwortlich, die Grenzen der KI zu verstehen, die von der KI gelieferten Ergebnisse zu validieren und fundierte Entscheidungen auf der Grundlage ihres klinischen Fachwissens zu treffen. Sie müssen außerdem alle Probleme oder unerwarteten Ergebnisse im Zusammenhang mit der Nutzung von KI melden.

5. Transparenz und Erklärung: Die KI muss in ihrer Funktionsweise und in der Art und Weise, wie sie zu ihren Schlussfolgerungen gelangt, transparent sein. Die Entscheidungsmechanismen der KI müssen für Gesundheitsfachkräfte nachvollziehbar sein, damit sie die Ergebnisse richtig interpretieren und fundierte Entscheidungen treffen können.

6. Versicherung und Fehlerabdeckung: Wenn KI zur medizinischen Entscheidungsfindung eingesetzt wird, ist es wichtig, über angemessene Versicherungsrichtlinien zu verfügen, um Fehler oder unerwünschte Ergebnisse abzudecken, die aufgrund des Einsatzes von KI auftreten können.

7. Transparenz beim Einsatz von KI: Gesundheitseinrichtungen und Anbieter müssen gegenüber den Patienten transparent sein, wenn es um den Einsatz von KI in ihrer Versorgung geht. Patienten sollten informiert werden, wenn KI in ihre Diagnose oder Behandlung involviert ist, und sie sollten in der Lage sein, Fragen zu ihrer Rolle in ihrer medizinischen Versorgung zu stellen.

Die Haftung für Fehler oder Fehlinterpretationen von KI ist ein Bereich, der sich ständig weiterentwickelt. Es ist von entscheidender Bedeutung, klare Leitlinien und Richtlinien zu entwickeln, um die Rollen und Verantwortlichkeiten aller am Einsatz von KI im Gesundheitswesen beteiligten Parteien zu verdeutlichen. Ein kollaborativer Ansatz, der KI-Entwickler, Angehörige der Gesundheitsberufe, Regulierungsbehörden und Patienten einbezieht, ist erforderlich, um sicherzustellen, dass KI verantwortungsvoll und sicher eingesetzt wird und gleichzeitig ihre Vorteile zur Verbesserung der Gesundheitsversorgung maximiert werden.

Auf dem Weg zu einer harmonischen Koexistenz

Überlegungen zu den Vorteilen des Zusammenlebens von KI und menschlicher Pflegekraft.

Das Zusammenleben von künstlicher Intelligenz (KI) und menschlicher Pflegekraft bietet eine Vielzahl von Vorteilen, die das Gesundheitswesen positiv verändern können. Anstatt die menschliche Pflegekraft vollständig zu ersetzen, kann die KI als ergänzendes Werkzeug eingesetzt werden, um die Fähigkeiten und Leistungen der Pflegekraft zu verbessern. Hier eine Überlegung zu den Vorteilen dieses Zusammenlebens :

1. Höhere Genauigkeit und Effizienz: KI kann große Mengen medizinischer Daten in kürzester Zeit analysieren und so den Pflegern helfen, genaue Informationen zu erhalten und fundierte Entscheidungen zu treffen. Dies kann zu präziseren Diagnosen, personalisierten Behandlungsplänen und einer effizienteren Verwaltung der Pflege führen.

2. Früherkennung von Krankheiten : KI kann dabei helfen, frühe Anzeichen von Krankheiten oder potenziellen Komplikationen zu erkennen, indem sie Patientendaten analysiert. Dies ermöglicht eine Früherkennung, die für die Verbesserung der Heilungschancen und die Verhinderung des Fortschreitens bestimmter Krankheiten von entscheidender Bedeutung ist.

3. Bessere Entscheidungsfindung: KI kann Pflegekräften evidenzbasierte Informationen liefern, die sie in die Lage versetzen, fundiertere und informiertere Entscheidungen zu treffen. Dies stärkt ihre klinische Expertise und verbessert die Gesamtqualität der geleisteten Pflege.

4. Automatisierung repetitiver Aufgaben: KI kann bestimmte administrative und repetitive Aufgaben übernehmen, sodass sich das Pflegepersonal stärker auf die Interaktion mit den Patienten und auf klinischere Aspekte der Behandlung konzentrieren kann.

5. Emotionale Unterstützung und Einfühlungsvermögen: Obwohl KI keine Emotionen ausdrücken kann, kann sie eingesetzt werden, um Patienten eine grundlegende emotionale Unterstützung zu bieten, z. B. indem sie sie über ihren Gesundheitszustand informiert, ihre Fragen beantwortet oder sie an die Einnahme ihrer Medikamente erinnert. Dies kann die emotionale Belastung des Pflegepersonals verringern und das Gesamterlebnis des Patienten verbessern.

6. Schulung und Ausbildung: KI kann in medizinischen Ausbildungsprogrammen eingesetzt werden, um komplexe klinische Szenarien zu simulieren und so Schülern und Pflegern dabei zu helfen, ihre Fähigkeiten und ihr Fachwissen zu erweitern.

7. Überwachung und Pflegemanagement: Die KI kann die Vitalzeichen der Patienten und Gesundheitsdaten in Echtzeit überwachen, was ein proaktives Pflegemanagement und ein schnelles Eingreifen bei Bedarf ermöglicht.

8. Präzisionsmedizin: KI kann zur Analyse der genetischen und klinischen Daten von Patienten eingesetzt werden, um gezieltere und personalisierte Behandlungen zu ermöglichen.

Durch die Kombination der Stärken von KI und menschlicher Pflegekraft kann die Qualität, Effizienz und

Zugänglichkeit der Gesundheitspflege erheblich verbessert werden. KI kann Zeit und Ressourcen der Pflegekräfte freisetzen, sodass diese sich auf komplexere und beziehungsorientiertere Aspekte der Pflege konzentrieren können. Letztendlich kann das Zusammenleben von KI und menschlichem Pfleger zu einer effizienteren, präziseren und patientenzentrierteren Gesundheitsversorgung beitragen, wobei der Kern der Pfleger-Patienten-Beziehung und die Bedeutung der Menschlichkeit in der Gesundheitsversorgung erhalten bleiben.

Bedeutung der emotionalen Intelligenz und der menschlichen Fähigkeiten im Gesundheitswesen.

Emotionale Intelligenz und menschliche Fähigkeiten spielen eine grundlegende und unersetzliche Rolle in der Gesundheitsfürsorge. Während die künstliche Intelligenz (KI) fortschrittliche technologische Fähigkeiten bietet, kann sie die wesentliche menschliche und emotionale Dimension in der Beziehung zwischen Pfleger und Patient nicht ersetzen. Hier ist die Bedeutung von emotionaler Intelligenz und menschlichen Fähigkeiten in der Gesundheitspflege :

1. Empathie und Verständnis: Empathie ist die Fähigkeit, sich in die Lage des Patienten zu versetzen und seine Gefühle, Ängste und Sorgen zu verstehen. Pflegekräfte mit emotionaler Intelligenz können eine tiefe Verbindung zu ihren Patienten herstellen, was ein Klima des Vertrauens und des gegenseitigen Verständnisses fördert.

2. Emotionale Unterstützung: Patienten können mit Momenten der Verletzlichkeit, Angst oder Traurigkeit konfrontiert werden. Die Anwesenheit einer warmherzigen und fürsorglichen Pflegekraft kann emotionalen Trost spenden und das allgemeine Wohlbefinden des Patienten verbessern.

3. Effektive Kommunikation: Kommunikation ist ein wesentlicher Pfeiler in der Gesundheitsfürsorge. Pflegekräfte, die über eine hohe emotionale Intelligenz verfügen, können mitfühlend und klar kommunizieren und so die Patienten besser über ihren Gesundheitszustand, die Behandlung und die zu treffenden Entscheidungen informieren.

4. Vertrauensverhältnis: Menschliche Fähigkeiten und emotionale Intelligenz sind zentral für den Aufbau eines Vertrauensverhältnisses zwischen Behandler und Patient. Dieses Vertrauen erleichtert es dem Patienten, zu kooperieren und sich an den Behandlungsplan zu halten, was wiederum die Gesundheitsergebnisse verbessert.

5. Stress- und Trauerbewältigung: In schwierigen Zeiten, wie z. B. bei schweren Diagnosen oder Trauer, sind die menschlichen Fähigkeiten der Pflegekraft entscheidend, um die Patienten und ihre Familien emotional zu unterstützen.

6. Anpassungsfähigkeit an individuelle Bedürfnisse: Jeder Patient ist einzigartig, hat seine eigenen Lebenserfahrungen und Vorlieben. Pflegekräfte mit emotionaler Intelligenz können sich auf die individuellen Bedürfnisse jedes Patienten einstellen und ihren Pflegeansatz individuell anpassen.

7. Ethische Entscheidungsfindung: Menschliche Fähigkeiten helfen Pflegern, ethische Dilemmasituationen überlegt anzugehen und Entscheidungen zu treffen, die auf dem Wohlbefinden des Patienten und der Achtung seiner Werte basieren.

8. Umgang mit Konflikten und angespannten Situationen: Die Fähigkeiten im Umgang mit Konflikten und angespannten Situationen ermöglichen es dem Pflegepersonal, mit stressigen Situationen ruhig und professionell umzugehen.

Zusammenfassend lässt sich sagen, dass emotionale Intelligenz und menschliche Fähigkeiten im Gesundheitswesen unverzichtbar sind, da sie einen patientenzentrierten Ansatz fördern, der auf Mitgefühl, Empathie und Verständnis beruht. Während sich die KI weiterentwickelt und in den Gesundheitsbereich integriert, ist es von entscheidender Bedeutung zu erkennen, dass die menschliche und warmherzige Präsenz von Pflegekräften unersetzlich bleiben wird, um eine umfassende, fürsorgliche und ganzheitliche Pflege zu bieten. Das harmonische Zusammenspiel von KI und menschlichen Fähigkeiten ist der Schlüssel zu einer erstklassigen, patientenzentrierten und auf die individuellen Bedürfnisse zugeschnittenen Gesundheitsversorgung.

Vorschläge für eine erfolgreiche Integration von KI in bestehende Pflegepraktiken.

Für eine erfolgreiche Integration von Künstlicher Intelligenz (KI) in bestehende Pflegepraktiken ist es unerlässlich, einige Vorschläge und bewährte Verfahren zu befolgen. Hier sind einige Ideen für eine erfolgreiche Integration von KI in die Gesundheitsversorgung :

1. Schulung von Gesundheitsfachkräften: Eine angemessene Schulung von Gesundheitsfachkräften über den Einsatz von KI ist von entscheidender Bedeutung. Sie müssen verstehen, wie sie mit der KI interagieren, ihre Ergebnisse interpretieren und fundierte Entscheidungen auf der Grundlage der von der KI gelieferten Informationen treffen können.

2. Zusammenarbeit zwischen KI und Gesundheitsfachkräften: Es ist wichtig, eine Kultur der Zusammenarbeit zwischen KI und Gesundheitsfachkräften zu fördern. KI sollte nicht als separate Einheit betrachtet werden, sondern vielmehr als Hilfsmittel, das Pflegehelfer bei ihren Entscheidungen und in ihrer Praxis unterstützt.

3. Validierung und Transparenz: KI-Modelle, die im Gesundheitswesen eingesetzt werden, müssen streng validiert werden, um ihre Genauigkeit und Zuverlässigkeit zu gewährleisten. Darüber hinaus ist Transparenz von entscheidender Bedeutung, damit Gesundheitsfachkräfte verstehen, wie KI Entscheidungen trifft, und den Ergebnissen vertrauen können.

4. Schrittweise Integration: Die Integration von KI in bestehende Pflegepraktiken sollte schrittweise und inkrementell erfolgen. Wenn man mit einfachen, klar definierten Anwendungsfällen beginnt, können sich die Gesundheitsfachkräfte an die Nutzung von KI gewöhnen, bevor sie komplexere Anwendungen einführen.

5. Einhaltung von Ethik und Datenschutz: Die Einhaltung ethischer und regulatorischer Standards in Bezug auf den Datenschutz und die Privatsphäre der Patienten ist von entscheidender Bedeutung. Gesundheitsdaten müssen sicher gespeichert und verarbeitet werden, und die Patienten müssen über den Einsatz von KI in ihrer medizinischen Versorgung aufgeklärt werden.

6. Kontinuierliche **Leistungsbewertung:** Es ist wichtig, die Leistung der KI kontinuierlich zu überwachen und auf der Grundlage des Feedbacks von Pflegekräften und der klinischen Ergebnisse Anpassungen vorzunehmen. Die KI muss sich mit den sich ändernden Bedürfnissen und Anforderungen der Pflegepraxis weiterentwickeln.

7. Patientenzentrierter Ansatz : Die Integration von KI muss immer patientenzentriert sein. Das Hauptziel muss darin bestehen, die Gesundheitsergebnisse und das Gesamterlebnis des Patienten zu verbessern. Die Gesundheitsfürsorge muss weiterhin menschenzentriert sein und die individuellen Bedürfnisse und Vorlieben jedes einzelnen Patienten berücksichtigen.

8. Zusammenarbeit mit KI-Entwicklern: Gesundheitsfachkräfte sollten eng mit KI-Entwicklern zusammenarbeiten, um Feedback zu spezifischen klinischen Bedürfnissen und gewünschten Verbesserungen zu geben. Diese Zusammenarbeit stellt sicher, dass die KI tatsächlich die Bedürfnisse von Pflegekräften und Patienten erfüllt.

Wenn man diesen Vorschlägen folgt, kann die Integration von KI in bestehende Pflegepraktiken erfolgreich sein. KI kann verantwortungsvoll und effektiv zur Verbesserung der Gesundheitsfürsorge eingesetzt werden, wobei die Bedeutung der emotionalen Intelligenz und der menschlichen Fähigkeiten in der Beziehung zwischen Pfleger und Patient erhalten bleibt. Das harmonische Zusammenleben von KI und menschlichen Pflegekräften ist der Schlüssel zur Bereitstellung einer erstklassigen Gesundheitsversorgung, die auf fortschrittlicher Technologie und menschlichem Mitgefühl beruht.

Auf dem Weg in die Zukunft

Prognosen zur Entwicklung der KI im Gesundheitswesen.

Die Projektionen zur Entwicklung der Künstlichen Intelligenz (KI) im Gesundheitswesen sind vielversprechend und weisen auf eine Zukunft voller Möglichkeiten hin. Im Folgenden finden Sie einige Projektionen, wie sich die KI im Gesundheitswesen entwickeln könnte :

1. Fortgeschrittene Präzisionsmedizin: Die KI wird die Präzisionsmedizin weiter verbessern, indem sie massive Datensätze wie das Genom des Patienten, die Krankengeschichte und Labordaten analysiert. Dadurch wird es möglich sein, Behandlungen gezielter einzusetzen und die Pflege für jeden Einzelnen zu personalisieren.

2. Frühzeitige Diagnose von Krankheiten: Durch maschinelles Lernen und die Analyse medizinischer Bilder wird die KI in der Lage sein, die Vorboten von Krankheiten frühzeitig zu erkennen und so eine schnellere und effektivere Behandlung zu ermöglichen.

3. Fortschrittlichere medizinische Roboter : Mit KI ausgestattete medizinische Roboter werden sich weiterentwickeln und Chirurgen bei komplexeren Eingriffen unterstützen, wodurch die Risiken verringert und die Genauigkeit der chirurgischen Verfahren verbessert werden.

4. Intelligente Gesundheitssysteme : Krankenhäuser und Gesundheitszentren könnten KI-gestützte intelligente Gesundheitssysteme einführen, um das Patientenmanagement, die Ressourcenplanung, die

Optimierung von Arbeitsabläufen und die klinische Entscheidungsfindung zu verbessern.

5. Fortschrittliche Gesundheits-Chatbots : Gesundheits-Chatbots werden ausgereifter werden und in der Lage sein, genauere und persönlichere Antworten auf medizinische Fragen von Patienten zu geben und so auch außerhalb der Geschäftszeiten zusätzliche Unterstützung zu bieten.

6. Revolution in der medizinischen Forschung: Die KI wird die medizinische Forschung beschleunigen, indem sie große Datensätze schnell analysiert, um neue Medikamente, innovative Behandlungsmethoden und vielversprechende Wege zur Heilung bestimmter Krankheiten zu finden.

7. Prävention von Epidemien : KI wird eingesetzt, um epidemiologische Daten in Echtzeit zu überwachen und die Ausbreitung von Infektionskrankheiten zu verhindern, indem Ausbrüche schnell erkannt und vorbeugende Maßnahmen ergriffen werden.

8. Systeme zur Unterstützung der klinischen Entscheidungsfindung: KI-basierte Systeme zur Unterstützung der klinischen Entscheidungsfindung werden weit verbreitet sein, um medizinischem Fachpersonal bei komplexen klinischen Entscheidungen Empfehlungen in Echtzeit zu geben.

9. Erweiterte Analyse von Gesundheitsdaten: KI wird eine tiefergehende Analyse von Gesundheitsdaten ermöglichen und bisher unbemerkte Trends und Risikofaktoren erkennen, was den Weg für neue präventive und therapeutische Ansätze ebnet.

10. Nahtlose Integration der KI: Mit der Zeit wird sich die KI nahtloser in die Praktiken der Gesundheitsversorgung einfügen und zu einem festen Bestandteil des Arbeitsablaufs von Gesundheitsfachkräften werden, ohne die Beziehung zwischen Arzt und Patient zu stören.

Es ist jedoch wichtig zu erkennen, dass die Entwicklung der KI im Gesundheitswesen auch eine kontinuierliche Auseinandersetzung mit ethischen Fragen, Datensicherheit, Rechenschaftspflicht und Fairness erfordern wird. Es muss unbedingt sichergestellt werden, dass die Integration von KI auf verantwortungsvolle, patientenzentrierte Weise und in Zusammenarbeit mit den Angehörigen der Gesundheitsberufe erfolgt, um die Vorteile dieser Technologie zu maximieren und gleichzeitig die potenziellen Risiken zu minimieren.

Welche Funktionen könnten vollständig automatisiert werden, und welche Aufgaben werden immer die Anwesenheit von Menschen erfordern?

Einige Funktionen im Gesundheitswesen könnten durch künstliche Intelligenz (KI) und Robotik vollständig automatisiert werden, während andere Aufgaben immer menschliche Präsenz erfordern werden. Im Folgenden finden Sie einige Beispiele für automatisierbare Funktionen und Aufgaben, die immer menschliche Präsenz und Intervention erfordern werden:

Automatisierbare Funktionen :
- **Analyse medizinischer Bilder:** Die KI kann medizinische Bilder wie Röntgenbilder, MRTs und CTs analysieren, um Anomalien oder Pathologien zu erkennen.

- **Analyse von Gesundheitsdaten:** KI kann große Mengen an Gesundheitsdaten verarbeiten und analysieren, um Trends, Risikofaktoren und Korrelationen zu erkennen.
- **Verwaltung von Krankenakten:** KI-Systeme können eingesetzt werden, um die Krankenakten von Patienten effizienter zu verwalten und zu organisieren.

- **Unterstützung bei der Verschreibung von Medikamenten:** Die KI kann auf der Grundlage der Krankengeschichte des Patienten und der verfügbaren Daten geeignete Behandlungen oder Medikamente empfehlen.

- **Überwachung von Patienten:** KI-Geräte können die Vitalzeichen von Patienten in Echtzeit überwachen und das medizinische Personal bei Auffälligkeiten alarmieren.

- **Triage von Patienten:** KI kann dabei helfen, Patienten nach dem Schweregrad ihres Zustands zu sortieren und die Reihenfolge der Pflege zu bestimmen.

Aufgaben, die menschliche Präsenz erfordern :
- **Beziehung zwischen Pfleger und Patient :** Die menschliche Beziehung zwischen Pfleger und Patient ist entscheidend, um Vertrauen aufzubauen, emotionale Unterstützung zu bieten und eine ganzheitliche Pflege zu leisten.

- **Komplexe Diagnose: Komplexe** Diagnosen und ungewöhnliche klinische Situationen erfordern das Fachwissen und die Intuition einer qualifizierten medizinischen Fachkraft.

- **Einfühlsame Kommunikation:** Einfühlsame Kommunikation und das Verständnis für die Emotionen des Patienten können nicht durch automatisierte Systeme ersetzt werden.

- **Ethische Entscheidungsfindung:** Ethische Dilemmata in der Gesundheitsversorgung erfordern menschliche Überlegungen und Entscheidungsfindungen, die die Werte und Präferenzen des Patienten berücksichtigen.

- **Koordination der Pflege:** Die Koordination zwischen den verschiedenen Mitgliedern des Pflegeteams und die Gesamtplanung der Behandlung erfordern spezielle organisatorische und zwischenmenschliche Fähigkeiten der Angehörigen der Gesundheitsberufe.

- **Palliativmedizin und Lebensende:** Die Palliativmedizin und Diskussionen über das Lebensende erfordern eine mitfühlende menschliche Präsenz und einen sensiblen Ansatz, um Patienten und ihre Familien zu unterstützen.

- **Bildung und Erziehung:** Das Unterrichten, Ausbilden und Mentoring von zukünftigen Fachkräften im Gesundheitswesen erfordert menschliche Interaktion und Fachwissen.

Alles in allem hat die künstliche Intelligenz das Potenzial, viele Funktionen und Aufgaben im Gesundheitswesen zu verändern, indem sie die Effizienz und Genauigkeit von Diagnose und Behandlung verbessert. Die menschliche Präsenz wird jedoch für emotionale, ethische und beziehungsorientierte Aspekte der Gesundheitsfürsorge von entscheidender Bedeutung bleiben und sicherstellen, dass die Patienten eine umfassende, menschenzentrierte

Versorgung erhalten, die ihre individuellen Bedürfnisse respektiert. Der Schlüssel liegt in einer harmonischen Koexistenz zwischen den technologischen Fortschritten der KI und den menschlichen Fähigkeiten der Angehörigen der Gesundheitsberufe.

Potenzielle Auswirkungen auf die Ausbildung im Gesundheitswesen und die Entwicklung von Berufen.

Die zunehmende Integration von künstlicher Intelligenz (KI) in das Gesundheitswesen wird erhebliche Auswirkungen auf die Ausbildung im Gesundheitswesen und die Entwicklung der medizinischen Berufe haben. Hier sind einige Schlüsselpunkte zu diesen potenziellen Auswirkungen :

1. Ausbildung mit stärkerem Fokus auf KI und Technologie: Die Ausbildungsprogramme für das Gesundheitswesen müssen mehr Unterricht über KI, maschinelles Lernen, Datenanalyse und Medizintechnik beinhalten. Zukünftige Gesundheitsfachkräfte müssen mit diesen Werkzeugen vertraut sein, um KI in ihrer Praxis effektiv einsetzen zu können.

2. Anpassung der Lehrpläne: Die Lehrpläne für Medizin, Krankenpfleger und andere Bereiche des Gesundheitswesens werden angepasst werden müssen, um spezifische KI-bezogene Kompetenzen wie die Interpretation von KI-Ergebnissen, die Zusammenarbeit mit klinischen Entscheidungsunterstützungssystemen und das Management intelligenter Medizintechnik zu beinhalten.

3. Entwicklung neuer Fachrichtungen: Das Aufkommen von KI im Gesundheitswesen könnte neue Fachrichtungen hervorbringen, z. B. Experten für medizinische KI,

Spezialisten für die Analyse von Gesundheitsdaten und Gesundheitsfachkräfte, die sich auf die Integration von KI in die Gesundheitsversorgung spezialisiert haben.

4. Bedarf an zusätzlichen Fähigkeiten: Zukünftige Gesundheitsfachkräfte müssen zusätzliche Fähigkeiten entwickeln, wie z. B. das Verständnis von KI-Algorithmen, Ethik im Umgang mit Gesundheitsdaten und die Fähigkeit, mit automatisierten Systemen zusammenzuarbeiten.

5. Neudefinition traditioneller Rollen: Mit der Automatisierung bestimmter Aufgaben könnten sich die traditionellen Rollen der Beschäftigten im Gesundheitswesen verändern. Beispielsweise könnten sich die Pflegekräfte stärker auf die emotionalen und zwischenmenschlichen Aspekte der Pflege konzentrieren, während die KI bestimmte administrative und analytische Aufgaben übernehmen würde.

6. Weiterbildung: Auch praktizierende Gesundheitsfachkräfte müssen sich weiterbilden, um mit den technologischen Fortschritten im Bereich der KI Schritt zu halten und die notwendigen Fähigkeiten für ihren effektiven Einsatz zu entwickeln.

7. Entwicklung neuer Fähigkeiten im Umgang mit Daten : Mit der KI wird die Menge an Daten, die im Gesundheitswesen generiert werden, stark zunehmen. Gesundheitsfachkräfte werden Kompetenzen in den Bereichen Datenmanagement, Datenschutz und Informationssicherheit erwerben müssen, um mit diesen massiven Datenströmen verantwortungsvoll umgehen zu können.

8. Interdisziplinäre Zusammenarbeit: KI wird eine engere Zusammenarbeit zwischen Gesundheitsfachkräften und Experten in den Bereichen Informatik, künstliche Intelligenz und Datenwissenschaft erfordern. Pflegeteams könnten KI-Spezialisten umfassen, die Hand in Hand mit Ärzten und Krankenpflegern arbeiten.

Alles in allem wird die Integration von KI in die Gesundheitsversorgung zu einer Weiterentwicklung der medizinischen Berufe und der Ausbildung im Gesundheitswesen führen. Der Erwerb neuer KI- und technologiebezogener Kompetenzen sowie die Entwicklung neu entstehender Fachrichtungen werden erforderlich sein, damit die Beschäftigten im Gesundheitswesen die Vorteile der KI voll ausschöpfen können und gleichzeitig die Bedeutung der emotionalen Intelligenz und der menschlichen Fähigkeiten in der Beziehung zwischen Arzt und Patient erhalten bleibt. Kontinuierliches Lernen und Anpassungsfähigkeit werden Schlüsselelemente sein, um diesen Übergang zu einer durch KI erweiterten medizinischen Praxis erfolgreich zu gestalten.

Auf dem Weg zur prädiktiven Medizin: Wie die KI individuelle Gesundheitsbedürfnisse voraussieht

Das Aufkommen der prädiktiven Medizin

Das Aufkommen der prädiktiven Medizin stellt einen wichtigen Schritt in der Entwicklung der modernen Medizin dar. Bei der prädiktiven Medizin werden klinische, genetische und umweltbedingte Daten verwendet, um potenzielle Risiken für die Entwicklung bestimmter Krankheiten oder medizinischer Zustände bei einer Person zu ermitteln. Dank der Fortschritte in den Bereichen künstliche Intelligenz und maschinelles Lernen ist die prädiktive Medizin Realität geworden und verändert die Art und Weise, wie Gesundheitsfachkräfte an die Prävention und Behandlung von Krankheiten herangehen.

Fortschritte bei der Erfassung und Analyse großer Mengen medizinischer Daten haben neue Möglichkeiten eröffnet, Krankheitsrisiken bereits vor dem Auftreten von Symptomen zu antizipieren. Die prädiktive Medizin beruht auf der Fähigkeit der KI, wertvolle Informationen aus großen Datensätzen wie Krankengeschichte, Lebensgewohnheiten, genetischen Faktoren und Umweltdaten zu extrahieren. Diese Daten werden dann verwendet, um das individuelle Risiko für die Entwicklung bestimmter Krankheiten wie Herzerkrankungen, Diabetes, Krebs, neurodegenerative Erkrankungen und viele andere zu bewerten.

Die praktischen Anwendungen der prädiktiven Medizin sind zahlreich. Beispielsweise kann KI dazu verwendet werden, die Ergebnisse von Gentests zu analysieren und das Risiko der Entwicklung von Erbkrankheiten vorherzusagen. Ebenso kann sie dabei helfen, spezifische Risikofaktoren für einen bestimmten Patienten unter Berücksichtigung seines genetischen Profils und seiner Krankengeschichte zu identifizieren, um personalisierte Präventivmaßnahmen und geeignete Behandlungspläne vorzuschlagen.

Durch die frühzeitige Erkennung von Krankheitsrisiken bietet die prädiktive Medizin zahlreiche Vorteile sowohl für die Patienten als auch für die Angehörigen der Gesundheitsberufe. Sie ermöglicht es, medizinische Maßnahmen gezielter einzusetzen, den Ausbruch potenziell schwerer Krankheiten zu verhindern und einen präventiven Ansatz für die Gesundheit zu fördern. Darüber hinaus kann die prädiktive Medizin durch die Identifizierung von Personen mit hohem Risiko dazu beitragen, die Gesundheitskosten zu senken, indem teure Behandlungen vermieden und Krankenhausaufenthalte reduziert werden.

Das Aufkommen der prädiktiven Medizin wirft jedoch auch wichtige ethische und soziale Fragen auf. Die Vertraulichkeit von genetischen und medizinischen Daten ist ein entscheidendes Thema, da die Offenlegung solcher Informationen Auswirkungen auf die Privatsphäre und potenzielle Diskriminierung haben könnte. Darüber hinaus muss ein gerechter Zugang zur prädiktiven Medizin gewährleistet sein, um eine Verschärfung der Ungleichheiten im Gesundheitsbereich zu vermeiden.

Zusammenfassend lässt sich sagen, dass das Aufkommen der prädiktiven Medizin einen großen Fortschritt im Bereich der Gesundheitsfürsorge darstellt. Durch den Einsatz von KI zur Analyse und Auswertung medizinischer Daten eröffnet die prädiktive Medizin neue Möglichkeiten für einen proaktiven Ansatz in der Gesundheitsversorgung, indem sie Krankheitsrisiken erkennt, bevor sie sich klinisch manifestieren. Allerdings ist eine verantwortungsvolle Umsetzung der prädiktiven Medizin von entscheidender Bedeutung, wobei ethische Erwägungen, der Schutz der Privatsphäre und die Gleichheit beim Zugang zu prädiktiver Gesundheitsversorgung zu berücksichtigen sind.

Big Data und maschinelles Lernen

Big Data und maschinelles Lernen sind zwei wesentliche Konzepte, die wesentlich zur Entstehung der künstlichen Intelligenz (KI) und ihrer Anwendungen in verschiedenen Bereichen, einschließlich des Gesundheitswesens, beigetragen haben.

Der Begriff "Big Data" bezieht sich auf die massenhafte Sammlung von Daten, die oft eine große Vielfalt und Geschwindigkeit aufweisen und aus verschiedenen Quellen stammen, z. B. aus elektronischen Krankenakten, medizinischen Überwachungsgeräten, tragbaren Sensoren, klinischen Studien, wissenschaftlichen Veröffentlichungen, sozialen Netzwerken und vielen anderen. Diese Daten haben in der Regel ein so großes Volumen, dass sie die Kapazität herkömmlicher Datenverwaltungswerkzeuge übersteigen, um sie effektiv zu speichern, zu verarbeiten und zu analysieren. Hier kommt "Big Data" ins Spiel, indem es Methoden und Technologien bereitstellt, die es ermöglichen, diese riesigen Datensätze zu manipulieren, zu analysieren und daraus aussagekräftige Informationen zu gewinnen.

Maschinelles Lernen (oder Machine Learning) ist ein Zweig der KI, der es Maschinen ermöglicht, aus Daten zu lernen, ohne explizit programmiert zu werden. Anstatt bestimmten Anweisungen zu folgen, nutzen Machine-Learning-Algorithmen die Daten, um Muster, Beziehungen und Trends zu erkennen, und wenden dieses Wissen dann an, um Vorhersagen zu treffen oder Entscheidungen zu treffen. Maschinelles Lernen ist besonders leistungsstark, wenn es mit großen Datenmengen eingesetzt wird, da es komplexe Muster und verborgene Informationen aufdecken kann, die mit herkömmlichen Mitteln nur schwer zu erkennen wären.

Im Gesundheitsbereich hat die gemeinsame Nutzung von Big Data und maschinellem Lernen einen enormen Einfluss gehabt. KI-Systeme können große Mengen an medizinischen Daten verarbeiten, um Muster für das Verhalten und die Reaktionen auf Behandlungen zu erkennen. Beispielsweise kann die Analyse von Big Data in Kombination mit maschinellem Lernen dabei helfen, das Risiko einer Person für bestimmte Krankheiten vorherzusagen, indem sie auf genetischen Merkmalen, der Krankengeschichte und den Lebensgewohnheiten basiert.

Darüber hinaus ermöglicht Big Data den Aufbau zentralisierter und miteinander verbundener medizinischer Datenbanken, die für epidemiologische Studien und klinische Forschung in großem Maßstab genutzt werden können. Dies erleichtert auch die Einführung von evidenzbasierten Programmen der Präventivmedizin, die eine personalisierte und frühzeitige Behandlung von Gesundheitsproblemen ermöglichen.

Die Nutzung von Big Data und maschinellem Lernen in der Medizin bringt jedoch auch große Herausforderungen mit sich, insbesondere in Bezug auf den Schutz der Privatsphäre, die Datensicherheit und algorithmische Verzerrungen. Es muss unbedingt sichergestellt werden, dass medizinische Daten ethisch korrekt und sicher verarbeitet werden und dass die Algorithmen des maschinellen Lernens streng validiert werden, um Diskriminierung oder Fehlinterpretationen der Ergebnisse zu vermeiden.

Zusammenfassend lässt sich sagen, dass die Kombination von Big Data und maschinellem Lernen die Art und Weise, wie Medizin praktiziert wird, verändert hat. Diese Technologien ermöglichen es, aus großen medizinischen Datensätzen aussagekräftige Informationen zu gewinnen, und eröffnen damit neue Möglichkeiten für die prädiktive Medizin, die biomedizinische Forschung und die Verbesserung der Qualität der Gesundheitsversorgung. Ihr Einsatz muss jedoch von ethischen und verantwortungsvollen Überlegungen begleitet werden, um ihre erfolgreiche und nutzbringende Integration in den Gesundheitsbereich zu gewährleisten.

Genetische Krankheiten vorhersagen

Die Vorhersage genetisch bedingter Krankheiten ist einer der vielversprechendsten Bereiche der prädiktiven Medizin, der durch die Fortschritte in der Genomik und der künstlichen Intelligenz ermöglicht wurde. Dieser Ansatz zielt darauf ab, die genetischen Informationen einer Person zu nutzen, um das Risiko für die Entwicklung bestimmter Erbkrankheiten bereits vor dem Auftreten klinischer Symptome zu erkennen.

Die Erforschung des menschlichen Genoms hat ergeben, dass viele Krankheiten eine genetische Komponente haben, die bestimmte Personen für ihre Entstehung prädisponieren kann. Variationen in den Genen können die Anfälligkeit einer Person für eine bestimmte Krankheit beeinflussen, und bestimmte Genmutationen können stark mit bestimmten Krankheiten in Verbindung gebracht werden.

Die technologischen Fortschritte bei der Genomsequenzierung haben eine schnellere und kostengünstigere Analyse der Gene eines Individuums ermöglicht. Sequenziergeräte der nächsten Generation können die DNA eines Patienten analysieren, um Genvarianten zu identifizieren, die mit bestimmten Krankheiten in Verbindung gebracht werden können. Die Interpretation dieser komplexen genomischen Daten erfordert jedoch ausgefeilte computergestützte Ansätze. Hier kommt die künstliche Intelligenz, insbesondere das maschinelle Lernen, ins Spiel.

Algorithmen des maschinellen Lernens können große Sätze von Genomdaten und Gesundheitsprofilen analysieren, um Muster und Assoziationen zwischen bestimmten genetischen Variationen und bestimmten Krankheiten zu erkennen. Durch die Kombination dieser Informationen mit zusätzlichen medizinischen Daten wie der familiären Krankengeschichte, dem Lebensstil und der Umwelt wird es möglich, das Risiko, eine genetische Krankheit zu entwickeln, mit größerer Genauigkeit vorherzusagen.

Die Vorhersage von genetisch bedingten Krankheiten kann wichtige Auswirkungen auf die öffentliche und individuelle Gesundheit haben. Sie kann eine frühzeitige Identifizierung von Personen mit hohem Risiko ermöglichen, was

Möglichkeiten für eine verstärkte Überwachung, Präventivmaßnahmen und geeignete medizinische Interventionen eröffnet. Darüber hinaus kann dies auch Familien dabei helfen, informierte Entscheidungen über Familienplanung und präkonzeptionelle Gentests zu treffen.

Es ist jedoch von entscheidender Bedeutung, die ethischen und sozialen Herausforderungen zu berücksichtigen, die mit der Vorhersage von genetischen Krankheiten verbunden sind. Die Offenlegung der Risiken genetischer Krankheiten kann zu Bedenken hinsichtlich Stigmatisierung, Diskriminierung bei Versicherungen und Beschäftigung sowie zu Problemen mit der Vertraulichkeit und der Einwilligung nach Aufklärung führen. Daher ist es von entscheidender Bedeutung, einen ethischen und verantwortungsvollen Ansatz bei der Anwendung der Vorhersage genetischer Krankheiten zu gewährleisten, indem die Privatsphäre der Patienten gewahrt wird und eine angemessene Begleitung bei der Interpretation der Ergebnisse bereitgestellt wird.

Zusammenfassend lässt sich sagen, dass die Vorhersage genetisch bedingter Krankheiten eine vielversprechende Anwendung der prädiktiven Medizin ist, die durch die Integration von Genomsequenzierung und künstlicher Intelligenz ermöglicht wird. Dieser Ansatz bietet Möglichkeiten zur Früherkennung von Risiken für Erbkrankheiten und zur personalisierten Behandlung von Patienten. Allerdings müssen ethische Erwägungen unbedingt berücksichtigt werden, um sicherzustellen, dass diese Technologie in der Gesundheitsfürsorge verantwortungsvoll, nutzbringend und fair eingesetzt wird.

Systeme zur Unterstützung der klinischen Entscheidungsfindung

Clinical Decision Support Systems (CDS) sind hochentwickelte Computerwerkzeuge, die Technologien der künstlichen Intelligenz und der Datenverarbeitung nutzen, um Angehörige der Gesundheitsberufe bei der klinischen Entscheidungsfindung zu unterstützen. Ziel dieser Systeme ist es, Ärzten, Krankenpflegern und anderen Angehörigen der Gesundheitsberufe wertvolle Informationen und Empfehlungen auf der Grundlage solider medizinischer Erkenntnisse zu liefern, um die Qualität der Versorgung und die Ergebnisse für die Patienten zu verbessern.

SADCs verwenden hochentwickelte Algorithmen, um große Mengen medizinischer Daten aus verschiedenen Quellen zu analysieren, z. B. elektronische Krankenakten, Laborergebnisse, medizinische Bilder, klinische Forschung und Behandlungsprotokolle. Durch die Integration dieser Daten können die SADCs schneller und genauer Beurteilungen und Empfehlungen abgeben, als dies mit herkömmlichen Mitteln möglich wäre.

Klinische Entscheidungsunterstützungssysteme haben viele Vorteile:

- **Diagnostische Genauigkeit:** DDGs können helfen, eine genauere Diagnose zu stellen, indem sie die Symptome des Patienten analysieren und mit Datenbanken mit ähnlichen Fällen vergleichen. Dies ermöglicht eine bessere Identifizierung seltener oder komplexer Krankheiten.

- **Behandlungsoptimierung:** Durch die Analyse medizinischer Daten können DOAKs unter Berücksichtigung der individuellen Merkmale und der Krankengeschichte eines Patienten bestimmte

Behandlungen empfehlen, die für diesen Patienten mit größerer Wahrscheinlichkeit erfolgreich sind.

- **Reduzierung von medizinischen Fehlern: DOGs** können Unstimmigkeiten in medizinischen Informationen und Empfehlungen erkennen und so helfen, potenziell gefährliche Fehler zu verhindern.

- **Zugang zu aktuellem medizinischen Wissen :** Die SADCs werden regelmäßig mit den neuesten medizinischen Erkenntnissen und bewährten Verfahren aktualisiert, so dass Angehörige der Gesundheitsberufe Zugang zu den neuesten Informationen haben, um fundierte Entscheidungen treffen zu können.

- **Effizientere** Gesundheitsversorgung: Durch die Bereitstellung relevanter Informationen und die Anleitung von Gesundheitsfachkräften durch den Entscheidungsprozess können die DOAKs die Zeit bis zur Diagnose und Behandlung verkürzen und so die Effizienz der Gesundheitsversorgung steigern.

- **Rationalisierung der Ressourcen: DLRGs** können dazu beitragen, die Nutzung medizinischer Ressourcen zu optimieren, indem sie die am besten geeigneten Behandlungen ermitteln und unnötige oder ineffektive Behandlungen vermeiden.

Es ist jedoch unbedingt zu beachten, dass Systeme zur Unterstützung der klinischen Entscheidungsfindung nicht als Ersatz für Angehörige der Gesundheitsberufe eingesetzt werden sollten. Sie sollten vielmehr als ergänzende Instrumente betrachtet werden, die zusätzliche Informationen liefern, um die Kliniker bei ihrem Entscheidungsprozess zu unterstützen.

Die erfolgreiche Integration von SADCs in die klinische Praxis erfordert eine angemessene Schulung der Angehörigen der Gesundheitsberufe, damit sie die Funktionsweise der Systeme verstehen und die Ergebnisse interpretieren können. Darüber hinaus müssen ethische Erwägungen berücksichtigt werden, insbesondere im Hinblick auf die Vertraulichkeit von Patientendaten und die Haftung für Fehler der KI.

Zusammenfassend lässt sich sagen, dass Systeme zur Unterstützung der klinischen Entscheidungsfindung einen großen Fortschritt im Gesundheitswesen darstellen, da sie wertvolle Informationen zur Verbesserung der klinischen Entscheidungsfindung, zur Optimierung der Behandlung und zur Verringerung von medizinischen Fehlern liefern. Bei verantwortungsvoller und ethischer Nutzung können diese Systeme dazu beitragen, die Qualität der Versorgung und die Ergebnisse für die Patienten zu verbessern.

Epidemien und Ausbrüche antizipieren

Das Antizipieren von Epidemien und Ausbrüchen ist ein weiteres vielversprechendes Anwendungsgebiet für künstliche Intelligenz (KI) im Gesundheitswesen. Durch den Einsatz von KI und Big-Data-Analysen können Ausbrüche von Infektionskrankheiten schneller und genauer als je zuvor überwacht, erkannt und vorhergesagt werden.
Traditionell stützte sich die Überwachung von Epidemien auf öffentliche Gesundheitssysteme, die Daten aus Kliniken, Labors und Krankenhäusern sammelten, doch diese Methoden konnten langsam sein und deckten nicht immer große geografische Regionen ab. KI hingegen ermöglicht die schnelle Sammlung, Analyse und Korrelation großer Datenmengen in Echtzeit aus einer Vielzahl von Quellen, z. B. geografische Daten, soziale Medien, Online-Suchen, Mobilitätsdaten und elektronische Patientenakten.

Hier sind einige Möglichkeiten, wie KI dabei hilft, Epidemien und Ausbrüche vorherzusehen :

- **Früherkennung:** Machine-Learning-Algorithmen können Daten in Echtzeit analysieren, um frühe Anzeichen eines Ausbruchs zu erkennen, wie z. B. eine Zunahme der Fälle bestimmter Krankheiten oder ungewöhnliche Symptome, die von Patienten gemeldet werden.

- **Trendvorhersage:** KI kann historische Daten über vergangene Ausbrüche analysieren, um Trends und Ausbreitungsmuster zu erkennen und so Vorhersagen darüber zu treffen, welche geografischen Gebiete von einem zukünftigen Ausbruch betroffen sein könnten.

- **Geografische Überwachung:** KI kann anhand von Standort- und Mobilitätsdaten die Bewegungen von Menschen in Echtzeit überwachen und so dabei helfen, die Ausbreitung von Krankheiten zu verfolgen und ihre Verbreitung in anderen Regionen vorherzusagen.

- **Analyse sozialer Medien:** Beiträge in sozialen Netzwerken können Informationen über Symptome, lokale Ausbrüche und Risikoverhalten liefern. Die KI kann diese Daten analysieren, um Frühwarnsignale zu erkennen.

- **Modellierung der Ausbreitung:** Mithilfe von KI können Modelle für die Ausbreitung von Krankheiten erstellt werden, wobei Faktoren wie Übertragungsraten, Viruseigenschaften und Umweltfaktoren berücksichtigt werden.

Durch den Einsatz von KI zur Vorhersage von Epidemien und Ausbrüchen können die Gesundheitsbehörden schneller vorbeugende Maßnahmen ergreifen, wie z. B. die Isolierung infizierter Personen, die Überwachung von Kontaktpersonen, die Verteilung von Impfstoffen und die Frühwarnung gefährdeter Bevölkerungsgruppen. Diese schnellen Interventionen können dazu beitragen, die Ausbreitung von Krankheiten einzudämmen und die Auswirkungen von Ausbrüchen auf die öffentliche Gesundheit abzuschwächen.

Es ist jedoch wichtig zu erkennen, dass KI nicht unfehlbar ist und dass es Herausforderungen bei der Nutzung dieser Technologien gibt. Beispielsweise kann es zu Verzerrungen in den Trainingsdaten der Algorithmen kommen, die zu ungenauen Vorhersagen oder Fehlalarmen führen können. Außerdem müssen die Vertraulichkeit von Patientendaten und der Schutz der Privatsphäre bei der Erhebung und Verwendung von Gesundheitsdaten berücksichtigt werden.

Zusammenfassend lässt sich sagen, dass KI eine entscheidende Rolle bei der Antizipation von Epidemien und Ausbrüchen spielt, indem sie eine Echtzeitüberwachung und eine schnelle Analyse von Gesundheitsdaten ermöglicht. Mithilfe von KI können die Gesundheitsbehörden wirksamere Präventivmaßnahmen ergreifen, um die Ausbreitung von Infektionskrankheiten einzudämmen und die öffentliche Gesundheit zu schützen. Es ist jedoch wichtig, verantwortungsvoll mit den Herausforderungen umzugehen, die mit dem Einsatz von KI in der epidemiologischen Überwachung verbunden sind, und sicherzustellen, dass die Vorteile für die öffentliche Gesundheit mit ethischen und datenschutzrechtlichen Bedenken ins Gleichgewicht gebracht werden.

Die Herausforderung von Ethik und Vertraulichkeit

Die Entwicklung und der Einsatz von künstlicher Intelligenz (KI) im Gesundheitswesen wirft ethische Fragen und Herausforderungen im Zusammenhang mit dem Datenschutz auf. Während KI zahlreiche Möglichkeiten zur Verbesserung der Gesundheitsfürsorge bietet, ist die Berücksichtigung der ethischen Implikationen von entscheidender Bedeutung, um eine verantwortungsvolle und respektvolle Nutzung sensibler Gesundheitsdaten zu gewährleisten.

Hier sind einige der wichtigsten ethischen und datenschutzrechtlichen Herausforderungen, die mit dem Einsatz von KI im Gesundheitswesen verbunden sind :

- **Vertraulichkeit der Daten :** Eine der größten Bedenken beim Einsatz von KI im Gesundheitswesen ist die Vertraulichkeit von Patientendaten. KI-Systeme benötigen häufig sensible medizinische Daten wie Krankenakten, medizinische Bilder und Ergebnisse von Gentests. Es ist entscheidend zu gewährleisten, dass diese Daten sicher gespeichert, übertragen und verarbeitet werden, um einen unbefugten Zugriff oder eine Verletzung der Privatsphäre zu verhindern.

- **Informierte Zustimmung:** Die Nutzung medizinischer Daten für die KI wirft Fragen zur informierten Zustimmung der Patienten auf. Patienten müssen klar und verständlich darüber informiert werden, wie ihre Daten für KI verwendet werden, und sie sollten die Möglichkeit haben, ihre informierte Zustimmung zur Teilnahme an solchen Initiativen zu geben.

- **Algorithmische Verzerrungen:** KI-Algorithmen können anfällig für Verzerrungen sein, da sie auf historischen Daten basieren, die bestehende Ungleichheiten oder Vorurteile im Gesundheitswesen widerspiegeln können. Dies kann zu unfairen Entscheidungen oder differenzierten Behandlungsempfehlungen für bestimmte Patientengruppen führen. Es muss unbedingt darauf geachtet werden, dass die Algorithmen so konzipiert sind, dass sie potenzielle Verzerrungen vermeiden und für alle Patienten fair sind.

- **Transparenz und Erklärbarkeit:** Komplexe KI-Systeme können schwer zu verstehen und zu erklären sein, was für Angehörige der Gesundheitsberufe und Patienten problematisch sein kann. Um das Vertrauen der Nutzer zu gewinnen, ist es entscheidend, dass KI-Systeme transparent sind und die von ihnen getroffenen Entscheidungen klar und verständlich erklärt werden.

- **Rechenschaftspflicht und Verantwortlichkeit:** KI kann nicht für ihre Entscheidungen verantwortlich gemacht werden; die Verantwortung liegt immer bei den Entwicklern und Nutzern der Systeme. Daher ist es von entscheidender Bedeutung, Mechanismen zur Rechenschaftspflicht einzuführen, um sicherzustellen, dass die KI auf ethische Weise und im Einklang mit der besten medizinischen Praxis eingesetzt wird.

- **Unsicherheiten und Risiken:** KI kann bei der medizinischen Entscheidungsfindung helfen, aber sie kann die Fachkenntnisse und das klinische Urteilsvermögen der Angehörigen der Gesundheitsberufe nicht ersetzen. Fehler oder Fehlinterpretationen von KI-Ergebnissen können zu schwerwiegenden Folgen für die Patienten führen. Daher ist es wichtig, die Grenzen der KI zu erkennen und Mechanismen zur Abschwächung potenzieller Risiken einzuführen.

Zusammenfassend lässt sich sagen, dass die KI große Chancen zur Verbesserung der Gesundheitsfürsorge bietet, aber auch große ethische und datenschutzrechtliche Herausforderungen mit sich bringt. Es muss unbedingt sichergestellt werden, dass medizinische Daten auf verantwortungsvolle, ethische und sichere Weise verwendet werden und dass die von der KI getroffenen Entscheidungen transparent und erklärbar sind. Wenn wir diese ethischen Fragen berücksichtigen und eine verantwortungsvolle Nutzung der KI sicherstellen, können wir diese Technologie voll ausschöpfen, um die Gesundheitsfürsorge zu verbessern und gleichzeitig die Privatsphäre und Würde der Patienten zu schützen.

Grenzen und Überlegungen zur prädiktiven KI

Die prädiktive KI bietet viele spannende Möglichkeiten zur Verbesserung der Gesundheitsfürsorge, aber sie hat auch wichtige Grenzen und Erwägungen, die bei ihrem Einsatz im medizinischen Bereich berücksichtigt werden müssen. Im Folgenden sind einige der wichtigsten Grenzen und Überlegungen zur prädiktiven KI aufgeführt:

- **Qualität der Daten :** Die Wirksamkeit von prädiktiver KI hängt stark von der Qualität der Daten ab, die zum Trainieren der Algorithmen verwendet werden. Wenn die Daten unvollständig, ungenau oder verzerrt sind, können die Vorhersagen der KI beeinträchtigt werden. Daher muss unbedingt sichergestellt werden, dass die verwendeten medizinischen Daten zuverlässig, vollständig und repräsentativ für die jeweilige Population sind.

- **Grenzen der Vorhersagen :** Obwohl prädiktive KI wahrscheinliche Schätzungen der Risiken von Krankheiten oder medizinischen Ergebnissen liefern kann, kann sie die Zukunft nicht mit Sicherheit vorhersagen. KI-Vorhersagen basieren auf Wahrscheinlichkeiten und historischen Trends, sodass es immer eine Unsicherheitsspanne gibt. Kliniker sollten diese Vorhersagen daher eher als zusätzliche Entscheidungshilfen denn als endgültige Ergebnisse betrachten.

- **Problem der Überdiagnostik und Überbehandlung :** Der Einsatz von prädiktiver KI zur Erkennung von Krankheitsrisiken kann zum Problem der Überdiagnose führen, d. h. zur Diagnose von Krankheiten, die sich vielleicht nie klinisch manifestiert hätten. Dies kann zu unnötigen oder unangemessenen Behandlungen führen und damit die Gesundheit der Patienten gefährden. Es ist von entscheidender Bedeutung, ein Gleichgewicht zwischen der Früherkennung von Krankheiten und dem Risiko einer Überbehandlung zu finden.

- **Algorithmische Verzerrung:** Algorithmen für prädiktive KI können je nach den Daten, auf denen sie trainiert werden, verzerrt sein. Wenn die Daten, die zum Training der KI verwendet werden, verzerrt sind, kann dies zu unfairen oder diskriminierenden Vorhersagen für bestimmte Patientengruppen führen. Daher ist es von entscheidender Bedeutung, potenzielle Verzerrungen in den Algorithmen zu überwachen und zu korrigieren, um faire Vorhersagen zu gewährleisten.

- **Kosten und Zugänglichkeit:** Die Einrichtung von Systemen für prädiktive KI kann teuer sein, was den Zugang für finanziell weniger gut ausgestattete Gesundheitseinrichtungen einschränken kann. Um eine breite Akzeptanz der prädiktiven KI zu erreichen, müssen die Kosten gesenkt und die Systeme für

Gesundheitseinrichtungen aller Größen zugänglich gemacht werden.

- **Schutz der Privatsphäre und Datensicherheit :**
  Der Einsatz von prädiktiver KI bedeutet, dass große Mengen sensibler medizinischer Daten gesammelt und verarbeitet werden. Es muss unbedingt sichergestellt werden, dass diese Daten vor unbefugtem Zugriff oder Verletzung der Privatsphäre der Patienten geschützt und gesichert sind.

Zusammenfassend lässt sich sagen, dass die prädiktive KI zwar viele Möglichkeiten zur Verbesserung der Gesundheitsfürsorge bietet, aber auch Grenzen und wichtige Überlegungen mit sich bringt. Diese Faktoren müssen beim Einsatz von prädiktiver KI in der klinischen Praxis unbedingt berücksichtigt werden, indem sichergestellt wird, dass die verwendeten Daten von hoher Qualität sind, die Vorhersagen mit Vorsicht interpretiert werden und Maßnahmen ergriffen werden, um Fairness, Vertraulichkeit und Sicherheit der Patientendaten zu gewährleisten. Mit einem verantwortungsvollen und ethischen Ansatz kann die prädiktive KI ein mächtiges Werkzeug zur Verbesserung der Gesundheitsversorgung und der Patientenergebnisse sein.

Die Zukunft der prädiktiven Medizin

Die Zukunft der prädiktiven Medizin ist äußerst vielversprechend, und künstliche Intelligenz (KI) wird bei dieser Entwicklung eine zunehmend entscheidende Rolle spielen. Während die Technologie weiter voranschreitet, können wir davon ausgehen, dass die prädiktive Medizin zu einem integralen Bestandteil der Gesundheitsversorgung wird und sowohl für Patienten als auch für Angehörige der Gesundheitsberufe erhebliche Vorteile bietet. Hier sind einige der Zukunftsperspektiven der prädiktiven Medizin :

- **Prävention und personalisierte Medizin:** Die prädiktive KI wird es ermöglichen, Personen mit einem erhöhten Risiko für bestimmte Krankheiten genauer zu identifizieren, was Möglichkeiten für eine gezielte und personalisierte Prävention eröffnet. Die Patienten werden von spezifischen Lebensstil- und Behandlungsempfehlungen profitieren können, die auf ihrem genetischen Profil und ihrem individuellen Risiko basieren.

- **Früherkennung von Krankheiten:** Mithilfe von KI wird es möglich sein, frühe Anzeichen von Krankheiten zu erkennen, noch bevor klinische Symptome auftreten. Dies wird ein schnelles und frühzeitiges Eingreifen ermöglichen, wodurch die Heilungschancen verbessert und langfristige Komplikationen verringert werden.

- **Personalisierung von Behandlungen :** Die KI wird es ermöglichen, die individuelle Reaktion eines Patienten auf eine bestimmte Behandlung unter Berücksichtigung seiner genetischen und physiologischen Merkmale vorherzusagen. Dies wird zu einer stärker personalisierten Medizin führen, bei der die Behandlungen auf die spezifischen Bedürfnisse jedes einzelnen Patienten zugeschnitten sind.

- **Bessere Ergebnisse für** chronische **Patienten:** Auch Patienten mit chronischen Krankheiten werden von der prädiktiven KI profitieren, da sie die Entwicklung ihres Gesundheitszustands in Echtzeit verfolgen und die Behandlungen an die Schwankungen ihres Zustands anpassen können.

- **Überwachung der öffentlichen Gesundheit:** Die prädiktive KI wird eine entscheidende Rolle bei der Überwachung von Epidemien und Infektionskrankheiten spielen. Sie wird Ausbrüche vorhersagen, Krankheitsausbrüche identifizieren und vorbeugende Maßnahmen ergreifen, um die Ausbreitung einzudämmen.

- **Integration von KI in das Gesundheitswesen:** Die prädiktive KI wird in die Gesundheitssysteme integriert werden, um das medizinische Fachpersonal bei der klinischen Entscheidungsfindung zu unterstützen. Sie wird Empfehlungen und Informationen in Echtzeit liefern, um Ärzten dabei zu helfen, fundierte Entscheidungen zu treffen.

- **Entwicklung neuer Therapien :** Die prädiktive KI wird auch die Suche nach neuen Therapien und Medikamenten erleichtern, indem sie potenzielle molekulare Ziele identifiziert und die Wirksamkeit neuer Behandlungen vorhersagt.

- **Zusammenarbeit zwischen Mensch und KI:** Die Zukunft der prädiktiven Medizin wird nicht darin bestehen, Gesundheitsfachkräfte durch Maschinen zu ersetzen, sondern vielmehr eine effektive Zusammenarbeit zwischen beiden zu ermöglichen. Ärzte und Krankenpfleger werden KI als mächtiges Werkzeug einsetzen, um ihre Diagnose- und Behandlungsfähigkeiten zu verbessern.

Um die Zukunft der prädiktiven Medizin vollständig zu verwirklichen, müssen jedoch Herausforderungen bewältigt werden. Datenschutz, ethische Bedenken und

Haftungsfragen werden verantwortungsvoll angegangen werden müssen. Darüber hinaus wird eine angemessene Ausbildung der Angehörigen der Gesundheitsberufe von entscheidender Bedeutung sein, um eine effektive und ethische Nutzung der prädiktiven KI zu gewährleisten.

Zusammenfassend lässt sich sagen, dass die prädiktive KI verspricht, die Medizin zu revolutionieren, indem sie eine gezielte Prävention, die Früherkennung von Krankheiten und eine personalisierte Behandlung ermöglicht. Als leistungsstarkes Werkzeug für Mediziner eröffnet die prädiktive KI spannende neue Möglichkeiten, die Gesundheitsversorgung und die Ergebnisse für Patienten zu verbessern. Mit einem verantwortungsvollen und ethischen Ansatz kann die Zukunft der prädiktiven Medizin die Art und Weise, wie wir mit Gesundheit und Krankheit umgehen, verändern, indem sie den Patienten in den Mittelpunkt der Gesundheitsversorgung stellt.

Prävention und Gesundheitsförderung

· Künstliche Intelligenz (KI) spielt eine zunehmend wichtige Rolle in der Prävention und Gesundheitsförderung. Durch den Einsatz hochentwickelter Algorithmen und die Analyse großer Datenmengen kann KI dabei helfen, Risikofaktoren zu identifizieren, potenzielle Gesundheitsprobleme vorherzusehen und gezielte Präventionsmaßnahmen vorzuschlagen. Hier erfahren Sie, wie KI zur Prävention und Gesundheitsförderung beiträgt :

· **Identifizierung von Risikofaktoren:** Die KI kann große Mengen an Gesundheitsdaten aus verschiedenen Quellen analysieren, z. B. elektronische Krankenakten, Testergebnisse, Lebensgewohnheiten und genetische Daten. Anhand dieser Informationen kann die KI individuelle und bevölkerungsbezogene Risikofaktoren identifizieren, die zur Entwicklung chronischer Krankheiten wie Diabetes, Herz-Kreislauf-Erkrankungen und Krebs beitragen.

- **Vorhersage von Gesundheitsproblemen:** Mithilfe von maschinellem Lernen und prädiktiver Analyse kann die KI anhand der Krankengeschichte und des genetischen Profils einer Person zukünftige Gesundheitsprobleme vorhersagen. Dadurch können Krankheiten frühzeitig erkannt werden, was ein frühzeitiges Eingreifen und geeignete Präventivmaßnahmen erleichtert.

- **Förderung des Wohlbefindens :** KI kann auch eingesetzt werden, um zu gesundem Verhalten zu ermutigen und das allgemeine Wohlbefinden zu fördern. Mit KI ausgestattete Gesundheitsanwendungen können Patienten personalisierte Erinnerungen senden, die ihnen helfen, eine ausgewogene Ernährung zu pflegen, regelmäßig Sport zu treiben und ihre Medikamente rechtzeitig einzunehmen.

- **Personalisierung von Interventionen :** Eine der Stärken der KI liegt in ihrer Fähigkeit, Interventionen an die individuellen Merkmale jedes Patienten anzupassen. KI kann Gesundheitsdaten analysieren, um Präventionsprogramme vorzuschlagen, die auf die spezifischen Bedürfnisse jeder einzelnen Person zugeschnitten sind, und so die Wirksamkeit von Interventionen optimieren.

- **Überwachung der öffentlichen Gesundheit:** KI kann eine Schlüsselrolle bei der Überwachung der öffentlichen Gesundheit spielen, indem sie epidemiologische Daten in Echtzeit analysiert. So können Ausbrüche von Infektionskrankheiten frühzeitig erkannt und Präventionsmaßnahmen ergriffen werden, um ihre Ausbreitung einzudämmen.

- **Vorhersage von Komplikationen :** Bei Patienten mit chronischen Krankheiten kann die KI potenzielle Komplikationen anhand der Entwicklung ihres Gesundheitszustands vorhersagen. Dadurch kann das Gesundheitspersonal schnell eingreifen, um schwere und kostspielige Komplikationen zu vermeiden.

- **Senkung der Gesundheitskosten:** Indem sie potenzielle Gesundheitsprobleme vorhersieht und die Prävention fördert, kann die KI dazu beitragen, die langfristigen Gesundheitskosten zu senken. Die Vermeidung chronischer Krankheiten und die Früherkennung von Gesundheitsproblemen kann den Bedarf an intensiver Pflege und teuren Behandlungen verringern.

Es ist jedoch wichtig zu erkennen, dass die KI im Gesundheitswesen nicht frei von Herausforderungen ist. Datenschutz und die Sicherheit medizinischer Informationen sind wichtige Anliegen, und es muss unbedingt sichergestellt werden, dass Patientendaten auf ethische und sichere Weise verarbeitet werden. Darüber hinaus sollte KI die Beziehung zwischen Patient und Gesundheitsfachkraft nicht ersetzen, sondern vielmehr ergänzen, indem sie zusätzliche Informationen zur Unterstützung der Entscheidungsfindung liefert.

Zusammenfassend lässt sich sagen, dass die KI zahlreiche Möglichkeiten bietet, um die Prävention und Gesundheitsförderung zu verbessern. Dank ihres Potenzials zur Datenanalyse und zur Personalisierung von Interventionen kann KI eine entscheidende Rolle bei der Früherkennung von Krankheiten, der Vorhersage von

Gesundheitsrisiken und der Förderung einer gesunden Lebensweise spielen. Allerdings müssen ethische und datenschutzrechtliche Fragen unbedingt berücksichtigt werden, um eine verantwortungsvolle und respektvolle Nutzung von KI im Gesundheitswesen zu gewährleisten. Mit einem ethischen und aufgeklärten Ansatz kann KI ein mächtiges Instrument zur Verbesserung der Gesundheit und des Wohlbefindens der Bevölkerung sein.

Die Revolution der Krankenpflegeroboter: Wie intelligente Roboter die Pflege verändern

Einführung in intelligente Krankenpflegeroboter

Intelligente Krankenpflegeroboter, die auch als Pflegeroboter oder medizinische Assistenzroboter bezeichnet werden, stellen einen großen Fortschritt im Gesundheitswesen dar. Diese mit künstlicher Intelligenz ausgestatteten Maschinen wurden entwickelt, um mit Patienten zu interagieren, medizinische Fachkräfte zu unterstützen und bestimmte medizinische Aufgaben auszuführen. Ihre Entwicklung wurde durch die Notwendigkeit angetrieben, den Herausforderungen einer alternden Bevölkerung, des Mangels an Pflegepersonal und der steigenden Nachfrage nach einer qualitativ hochwertigen Gesundheitsversorgung zu begegnen.

Intelligente Krankenpflegeroboter sind so konzipiert, dass sie je nach ihren Fähigkeiten und ihrem Design unterschiedliche Aufgaben erfüllen können. Hier sind einige ihrer wichtigsten Merkmale und Funktionen :

- **Unterstützung bei der Körperpflege:** Einige Krankenpflegeroboter sind so konzipiert, dass sie Patienten bei ihren täglichen Aktivitäten wie Aufstehen, Bewegen, Waschen oder Anziehen helfen. Sie können mit Gelenkarmen, Kameras und Sensoren ausgestattet sein, um sicher und angemessen mit den Patienten zu interagieren.

- **Verteilung von Medikamenten :** Krankenpflegeroboter können so programmiert werden, dass sie zu bestimmten Zeiten Medikamente

84

an Patienten verteilen, dabei auf die richtige Dosierung achten und Fehler bei der Abgabe minimieren.

- **Überwachung von Vitalzeichen:** Einige Roboter können mit Sensoren ausgestattet werden, um die Vitalzeichen von Patienten wie Blutdruck, Herzfrequenz und Temperatur zu überwachen und das Pflegepersonal bei besorgniserregenden Veränderungen zu alarmieren.

- **Soziale Interaktion:** Einige Krankenpflegeroboter sind so konzipiert, dass sie mit Patienten auf sozialer Ebene interagieren, indem sie ihnen Gesellschaft leisten, sie in Gespräche verwickeln oder ihnen nützliche Informationen über ihre Gesundheit liefern.

- **Rehabilitation und Therapie:** Einige Roboter können eingesetzt werden, um Patienten bei der Genesung von Verletzungen oder Operationen zu helfen, indem sie sie durch Rehabilitations- oder Therapieübungen führen.

- **Lieferung von medizinischen Hilfsmitteln:** Krankenpflegeroboter können auch eingesetzt werden, um medizinische Hilfsgüter innerhalb einer Gesundheitseinrichtung von einem Bereich in einen anderen zu transportieren und so die Arbeitsbelastung des Gesundheitspersonals zu verringern.

- **Personalschulung:** Einige Roboter werden eingesetzt, um medizinische Szenarien zu simulieren und medizinisches Fachpersonal darin zu schulen, in Notfällen oder komplexen Situationen effektiv zu reagieren.

Trotz ihrer Vorteile werfen die intelligenten Krankenpflegeroboter jedoch auch wichtige ethische und praktische Fragen auf. Das Vertrauen der Patienten und des Gesundheitspersonals in diese Maschinen muss aufgebaut werden, und die Sicherheit und Vertraulichkeit der von diesen Robotern gesammelten medizinischen Daten muss unbedingt gewährleistet sein. Darüber hinaus ist es wichtig zu betonen, dass Krankenpflegeroboter menschliche Pfleger nicht vollständig ersetzen können, sondern sie vielmehr bei bestimmten Aufgaben ergänzen und zusätzliche Unterstützung bieten.

Zusammenfassend lässt sich sagen, dass intelligente Krankenpflegeroboter eine spannende Innovation im Gesundheitswesen darstellen. Dank ihrer künstlichen Intelligenz und ihrer Vielseitigkeit bieten sie zahlreiche Möglichkeiten, die Patientenversorgung zu verbessern, das Gesundheitspersonal zu entlasten und die Effizienz von Gesundheitseinrichtungen zu optimieren. Ihr Einsatz muss jedoch auf verantwortungsvolle Weise erfolgen, ethische Erwägungen berücksichtigen und sicherstellen, dass sie ergänzend und im Einklang mit menschlichen Pflegekräften eingesetzt werden.

Die automatisierten Aufgaben von Krankenpfleger-Robotern

Intelligente Krankenpflegeroboter wurden entwickelt, um bestimmte Aufgaben im Gesundheitswesen zu automatisieren, was sowohl für Patienten als auch für das medizinische Personal viele Vorteile mit sich bringen kann. Hier ein Überblick über die Aufgaben, die diese Roboter automatisiert ausführen können :

- **Unterstützung bei täglichen Aktivitäten:** Krankenpflegeroboter können Patienten bei ihren täglichen Aktivitäten wie Aufstehen, Hinsetzen, Bewegen, Waschen, Zähneputzen und Anziehen helfen. Sie sind mit Gelenkarmen, Kameras und Sensoren ausgestattet, um diese Aufgaben sicher und behutsam zu erledigen.

- **Verteilung von Medikamenten :** Das Verteilen von Medikamenten kann für das Pflegepersonal eine lästige und zeitraubende Aufgabe sein. Krankenpflegeroboter können so programmiert werden, dass sie zu bestimmten Zeiten Medikamente an Patienten verteilen, dabei auf die richtige Dosierung achten und das Risiko von Medikationsfehlern verringern.

- **Überwachung von Vitalzeichen:** Einige Krankenpflegeroboter sind mit Sensoren ausgestattet, die die Vitalzeichen der Patienten überwachen, wie z. B. Blutdruck, Herzfrequenz, Sauerstoffsättigung und Temperatur. Sie können dem Pflegepersonal Echtzeitdaten liefern und bei abnormalen Werten alarmieren.

- **Sammeln und Analysieren von Gesundheitsdaten:** Krankenpflegeroboter können Gesundheitsdaten von verschiedenen Sensoren und medizinischen Geräten sammeln und analysieren. Sie können Informationen über den Gesundheitszustand des Patienten sammeln und diese an medizinisches Fachpersonal weiterleiten, um fundierte Entscheidungen zu treffen.

- **Kommunikation mit Patienten :** Einige Krankenpflegeroboter sind mit Spracherkennung und Text-to-Speech-Funktionen ausgestattet, die es ihnen ermöglichen, auf freundliche und mitfühlende Weise mit Patienten zu interagieren. Sie können Fragen beantworten, Informationen über die Behandlung geben und den Patienten sogar einfach nur Gesellschaft leisten.

- **Ausbildung und Unterstützung von Gesundheitsfachkräften:** Krankenpflegeroboter können zur Simulation medizinischer Szenarien eingesetzt werden und Medizinstudenten und Gesundheitsfachkräften eine praktische Ausbildung bieten. Sie können auch im Operationssaal oder bei medizinischen Verfahren Unterstützung leisten.

- **Transport von medizinischen Hilfsmitteln:** Einige Krankenpflegeroboter sind so konzipiert, dass sie medizinische Hilfsgüter innerhalb einer Gesundheitseinrichtung von einem Ort zum anderen transportieren können. Dadurch kann die Pflegelogistik optimiert und das Pflegepersonal für komplexere Aufgaben freigesetzt werden.

Es ist wichtig zu betonen, dass intelligente Krankenpflegeroboter menschliche Pfleger nicht ersetzen, sondern sie lediglich bei der Ausführung bestimmter Aufgaben unterstützen, sodass sich die Pfleger auf komplexere und beziehungsorientiertere Aspekte der Patientenpflege konzentrieren können. Die Automatisierung dieser sich wiederholenden und zeitraubenden Aufgaben spart Zeit, reduziert Fehler und optimiert die Gesamteffizienz der Gesundheitsfürsorge.

Es muss jedoch unbedingt sichergestellt werden, dass Krankenpflegeroboter auf verantwortungsvolle und ethische Weise eingesetzt werden. Die Sicherheit der Patienten, die Vertraulichkeit medizinischer Daten und die transparente Kommunikation mit den Patienten sind Schlüsselelemente, um einen erfolgreichen und nutzbringenden Einsatz dieser Technologie im Gesundheitswesen zu gewährleisten.

Unterstützung für Angehörige der Gesundheitsberufe

Die Unterstützung von medizinischem Fachpersonal ist eine der Hauptaufgaben von intelligenten Krankenpflegerobotern. Diese Maschinen sind so konzipiert, dass sie mit medizinischem Personal zusammenarbeiten, dieses bei seinen täglichen Aufgaben unterstützen und die Effizienz des Gesundheitswesens insgesamt verbessern. So können Krankenpfleberoboter das Gesundheitspersonal unterstützen :

- **Übernahme repetitiver Aufgaben:** Krankenpflegeroboter können zeitaufwändige, repetitive Aufgaben wie das Verteilen von Medikamenten, das Sammeln von Vitaldaten und den Transport von medizinischen Hilfsmitteln übernehmen. Dadurch können sich die Pflegekräfte auf komplexere und beziehungsorientierte Aufgaben konzentrieren.

- **Überwachung und Nachverfolgung von Patienten** : Einige Krankenpflegeroboter sind mit Sensoren ausgestattet, die die Vitalzeichen der Patienten, ihre Bewegung und ihre Aktivitäten kontinuierlich überwachen. Diese Daten werden dann an das Gesundheitspersonal weitergeleitet, sodass dieses den Gesundheitszustand der Patienten aus der Ferne verfolgen und Anomalien frühzeitig erkennen kann.

- **OP-Assistenz:** Einige Krankenpflegeroboter können im Operationssaal eingesetzt werden, um die Chirurgen zu unterstützen, indem sie Instrumente und Verbrauchsmaterialien bereitstellen, Flüssigkeiten absaugen, die Umgebung steril halten und andere robotergestützte Aufgaben ausführen.

- **Ausbildung und Simulation:** Mit Krankenpflegerobotern können medizinische Szenarien simuliert werden, sodass Medizinstudenten und Angehörige der Gesundheitsberufe komplexe Verfahren und Eingriffe in einer risikofreien Umgebung üben können.

- **Emotionale Unterstützung von Patienten :** Einige Krankenpflegeroboter sind so konzipiert, dass sie mit Patienten auf freundliche und einfühlsame Weise interagieren. Sie können den Patienten eine tröstende Präsenz bieten und sie bei schmerzhaften oder ängstlichen Eingriffen ablenken.

- **Optimierung der** Pflegelogistik : Krankenpflegeroboter können medizinisches Verbrauchsmaterial innerhalb einer Gesundheitseinrichtung von einem Ort zum anderen transportieren.

- **Reduzierung des Infektionsrisikos:** Krankenpflegeroboter können eingesetzt werden, um bestimmte Aufgaben zu übernehmen, die sonst von medizinischem Fachpersonal ausgeführt werden könnten, wodurch das Risiko nosokomialer Infektionen verringert und die Patientensicherheit erhöht wird.

Im Allgemeinen kann die Unterstützung durch Krankenpflegeroboter das medizinische Personal von sich wiederholenden und zeitraubenden Aufgaben befreien, sodass es mehr Zeit und Aufmerksamkeit für die Patienten, die Behandlung und die Beziehungsaspekte der Gesundheitsversorgung aufbringen kann. Dies kann die Patientenzufriedenheit erhöhen, medizinische Fehler reduzieren und die Gesamteffizienz der Gesundheitsversorgung verbessern.

Es ist jedoch wichtig zu betonen, dass der Einsatz von Krankenpflegerobotern die Rolle der Gesundheitsfachkräfte nicht ersetzt. Sie ergänzen die Arbeit der menschlichen Pflegekräfte und können das menschliche Mitgefühl, die Empathie und die Entscheidungsfindung, die für eine qualitativ hochwertige Gesundheitsversorgung unerlässlich sind, nicht ersetzen. Eine reibungslose Zusammenarbeit zwischen Krankenpflegerobotern und Gesundheitsfachkräften ist für den erfolgreichen und nutzbringenden Einsatz dieser Technologie in der Gesundheitsversorgung von entscheidender Bedeutung.

Verbesserung der Effizienz und Genauigkeit

Die Einführung von intelligenten Krankenpflegerobotern in Gesundheitseinrichtungen hat die Effizienz und Genauigkeit der Gesundheitsversorgung erheblich verbessert. Hier erfahren Sie, wie diese Maschinen zu diesen Verbesserungen beitragen :

- **Ausführung** zeitaufwändiger**, sich wiederholender Aufgaben:** Krankenpflegeroboter sind so konzipiert, dass sie sich wiederholende Aufgaben konstant und ermüdungsfrei ausführen können. Dadurch wird dem medizinischen Personal mehr Zeit für komplexere und wertschöpfendere Aufgaben zur Verfügung gestellt.

- **Fehlerfreie Medikamentenabgabe:** Die falsche Verabreichung von Medikamenten kann schwerwiegende Folgen für die Patienten haben. Krankenpfleger-Roboter sind so programmiert, dass sie die Medikamente präzise, dosis- und zeitgenau an die Patienten verteilen und so das Risiko arzneimittelbedingter medizinischer Fehler erheblich verringern.

- **Kontinuierliche Überwachung von Patienten :** Einige Krankenpflegeroboter sind mit Sensoren ausgestattet, die es ihnen ermöglichen, die Vitalzeichen der Patienten kontinuierlich zu überwachen. Sie können abnormale Veränderungen im Gesundheitszustand eines Patienten schnell erkennen, was ein frühzeitiges Eingreifen ermöglicht und Leben retten kann.

- **Schneller Zugriff auf** medizinische **Informationen:** Krankenpflegeroboter können sofort auf elektronische Patientenakten, Testergebnisse und Arzneimittelinformationen zugreifen, so dass sie den Patienten genaue Informationen liefern und fundierte Entscheidungen in Echtzeit treffen können.

- **Genauigkeit bei medizinischen Verfahren:** Einige Krankenpflegeroboter werden zur Unterstützung von Chirurgen bei medizinischen Verfahren eingesetzt. Aufgrund ihrer Stabilität und Präzision können diese Roboter die Genauigkeit chirurgischer Eingriffe verbessern und das Fehlerrisiko senken.

- **Ausbildung von Gesundheitsfachkräften:** Krankenpflegeroboter können als Simulatoren eingesetzt werden, um Medizinstudenten und Gesundheitsfachkräfte in komplexen Verfahren und Situationen zu schulen und so ihre Fähigkeiten ohne Risiko für die Patienten weiterzuentwickeln.

- **Optimierung der Pflegelogistik:** Krankenpflegeroboter können medizinisches Zubehör, Laborproben und andere Geräte schnell und effizient von einem Ort zum anderen transportieren, was Zeit spart und die Pflegelogistik optimiert.

Zusammenfassend lässt sich sagen, dass der Einsatz von intelligenten Krankenpflegerobotern im Gesundheitswesen zu einer deutlichen Verbesserung der Effizienz und Genauigkeit der Pflege geführt hat. Diese Maschinen automatisieren sich wiederholende Aufgaben, reduzieren medizinische Fehler, überwachen Patienten kontinuierlich und ermöglichen einen schnellen Zugriff auf medizinische Informationen. Dies führt zu einer besseren Qualität der Pflege, positiveren Ergebnissen für die Patienten und einer effizienteren Nutzung der medizinischen Ressourcen.

Trotz dieser Vorteile ist es jedoch unerlässlich, den Einsatz von KI im Gesundheitswesen genau zu überwachen, um einen verantwortungsvollen und ethischen Umgang mit diesen Technologien zu gewährleisten. Das Vertrauen der Patienten und des medizinischen Personals ist entscheidend, und es ist wichtig zu erkennen, dass Krankenpflegeroboter die menschliche Interaktion und das Fachwissen der Gesundheitsfachkräfte nicht ersetzen, sondern ergänzen, um die Effizienz der Gesundheitsversorgung zu verbessern.

Patientensicherheit und Fehlervermeidung

Die Patientensicherheit ist ein wichtiges Anliegen im Gesundheitswesen, und die Einführung intelligenter Krankenpflegeroboter hat das Potenzial, medizinische Fehler erheblich zu reduzieren und die allgemeine Patientensicherheit zu verbessern. Im Folgenden wird erläutert, wie diese Roboter dazu beitragen, die Patientensicherheit zu gewährleisten:

- **Genaue Abgabe von Medikamenten :** Medikationsfehler sind eine der Hauptursachen für unerwünschte Nebenwirkungen bei Patienten. Krankenpfleger-Roboter sind so programmiert, dass sie Medikamente mit hoher Genauigkeit nach vorgeschriebenen Dosierungen und bestimmten

Zeitplänen verteilen, was das Risiko von Medikationsfehlern erheblich verringert.

- **Kontinuierliche Überwachung von Vitalzeichen:** Einige Krankenpflegeroboter sind mit Sensoren ausgestattet, mit denen sie die Vitalzeichen der Patienten wie Blutdruck, Herzfrequenz und Sauerstoffsättigung kontinuierlich überwachen können. Durch die schnelle Erkennung abnormaler Veränderungen können diese Roboter das medizinische Personal alarmieren und ein frühzeitiges Eingreifen bei Gesundheitsproblemen ermöglichen.

- **Vermeidung nosokomialer Infektionen:** Krankenpflegeroboter können eingesetzt werden, um bestimmte Aufgaben zu übernehmen, die sonst von medizinischem Fachpersonal ausgeführt werden könnten, wodurch das Risiko der Ausbreitung nosokomialer Infektionen verringert wird. Diese Roboter können eine sterile Umgebung aufrechterhalten und eine Kreuzkontamination verhindern.

- **Präzision bei medizinischen Verfahren:** Einige Krankenpflegeroboter werden zur Unterstützung von Chirurgen bei medizinischen Verfahren eingesetzt. Dank ihrer Stabilität und Präzision können sie menschliche Fehler reduzieren und die Genauigkeit chirurgischer Eingriffe verbessern.

- **Schneller** Zugriff auf medizinische **Informationen:** Krankenpflegeroboter können sofort auf elektronische Patientenakten und Informationen zu verschriebenen Behandlungen zugreifen, wodurch sichergestellt wird, dass das medizinische Personal über alle Informationen verfügt, die es benötigt, um fundierte Entscheidungen zu treffen und Fehler zu vermeiden.

- **Sichere Ausbildung von Gesundheitsfachkräften:** Krankenpflegeroboter können als Simulatoren eingesetzt werden, um Medizinstudenten und Gesundheitsfachkräfte in komplexen Verfahren und Situationen zu schulen und so ihre Fähigkeiten ohne Risiko für die Patienten weiterzuentwickeln.
- **Weniger manuelle** Aufgaben: Durch die Automatisierung bestimmter Aufgaben verringern Krankenpflegeroboter die Abhängigkeit von manuellen Aufgaben, die von medizinischem Fachpersonal ausgeführt werden, was das Risiko von Fehlern aufgrund von Müdigkeit und Burnout verringern kann.

Es muss unbedingt betont werden, dass intelligente Krankenpflegeroboter zwar die Patientensicherheit verbessern können, aber nicht das Fachwissen und das klinische Urteilsvermögen von medizinischem Fachpersonal ersetzen. Die Roboter sollen das medizinische Personal bei ihren Aufgaben unterstützen, die letztendliche Verantwortung für die medizinische Entscheidungsfindung bleibt jedoch bei den menschlichen Pflegekräften.

Zusammenfassend lässt sich sagen, dass der Einsatz von intelligenten Krankenpflegerobotern im Gesundheitswesen einen positiven Einfluss auf die Patientensicherheit hat, indem er medizinische Fehler reduziert, kontinuierlich die Vitalzeichen überwacht, nosokomiale Infektionen verhindert und einen schnellen Zugriff auf medizinische Informationen ermöglicht. Durch die Förderung eines verantwortungsvollen und ethischen Einsatzes dieser Technologien kann die Patientensicherheit weiter verbessert und eine qualitativ hochwertige und sichere Gesundheitsversorgung für alle gewährleistet werden.

Kommunikation mit Patienten

Die Kommunikation mit Patienten ist ein wesentlicher Aspekt der Gesundheitsfürsorge, da sie dazu beiträgt, eine vertrauensvolle Beziehung aufzubauen, die Bedürfnisse und Sorgen der Patienten zu verstehen und emotionale Unterstützung zu bieten. Intelligente Krankenpflegeroboter sind so konzipiert, dass sie mit Patienten auf eine freundliche und empathische Art und Weise interagieren und so das Gesamterlebnis der Gesundheitsversorgung verbessern. So können diese Roboter die Kommunikation mit den Patienten erleichtern :

- **Interaktiver Dialog:** Einige Krankenpflegeroboter verfügen über erweiterte Spracherkennungs- und Text-to-Speech-Fähigkeiten, die es ihnen ermöglichen, interaktiv mit den Patienten zu kommunizieren. Sie können Fragen stellen, auf Fragen von Patienten antworten und Gespräche über verschiedene Gesundheitsthemen führen.

- **Antworten auf häufig gestellte Fragen :** Krankenpfleger-Roboter können Antworten auf häufig gestellte Fragen von Patienten geben, wie z. B. Anweisungen nach der Operation, Nebenwirkungen von Medikamenten und Tipps für einen gesunden Lebensstil.

- **Informationen über Behandlungen :** Krankenpfleger können Patienten die verschiedenen medizinischen Behandlungen und Verfahren erklären, indem sie ihnen klare und verständliche Informationen über ihren Pflegeplan geben.

- **Erinnerungen an Medikamente und Termine :** Krankenpflegeroboter können Patienten an die rechtzeitige Einnahme von Medikamenten, die

Überwachung von Arztterminen und die Erledigung anderer wichtiger Aufgaben im Zusammenhang mit ihrer Behandlung erinnern.

- **Emotionale Unterstützung:** Einige Krankenpflegeroboter sind so konzipiert, dass sie Patienten emotional unterstützen, indem sie ihnen Gesellschaft leisten, sich ihre Sorgen anhören und ihnen in schwierigen Zeiten Trost spenden.
- **Angepasste Sprache und Kultur :** Krankenpflegeroboter können so programmiert werden, dass sie in verschiedenen Sprachen kommunizieren und sich an verschiedene Kulturen anpassen können, was die Kommunikation mit Patienten unterschiedlicher Herkunft erleichtert.

- **Sammeln von Patientenfeedback :** Krankenpflegeroboter können Patientenfeedback zu ihren Pflegeerfahrungen sammeln, was Gesundheitseinrichtungen dabei helfen kann, die Qualität der angebotenen Dienstleistungen zu verbessern.

Es ist wichtig zu beachten, dass Krankenpflegeroboter zwar die Kommunikation mit den Patienten erleichtern können, sie jedoch nicht die menschliche Interaktion und das Einfühlungsvermögen des Gesundheitspersonals ersetzen. Die menschliche Präsenz bleibt entscheidend, um eine emotionale Verbindung zu den Patienten aufzubauen, nonverbale Zeichen zu erkennen und in komplexen Situationen eine tiefer gehende emotionale Unterstützung zu leisten.

Die Integration von Krankenpflegerobotern in die Kommunikation mit Patienten kann vorteilhaft sein, insbesondere in Situationen, in denen das Gesundheitspersonal überlastet ist oder Personalmangel herrscht. Diese Roboter können die Arbeitsbelastung verringern und so Zeit für menschliche Pflegekräfte schaffen, damit diese sich auf komplexere und beziehungsorientierte Aspekte der Gesundheitspflege konzentrieren können. Es muss jedoch unbedingt sichergestellt werden, dass der Einsatz dieser Technologien auf verantwortungsvolle und ethische Weise erfolgt, wobei die Vertraulichkeit der Patientendaten zu berücksichtigen ist und die Kommunikation respektvoll und angemessen bleibt.

Integration von Robotern in Gesundheitseinrichtungen

Die Integration von intelligenten Krankenpflegerobotern in Gesundheitseinrichtungen ist ein komplexer Prozess, der eine sorgfältige Planung und eine enge Zusammenarbeit zwischen Gesundheitsfachkräften, Verwaltungsleitern und Roboterentwicklern erfordert. Hier sind die verschiedenen Schritte und Schlüsselüberlegungen für eine erfolgreiche Integration :

- **Bedarfsbewertung:** Vor der Einführung von Krankenpflegerobotern in einer Gesundheitseinrichtung ist es von entscheidender Bedeutung, die spezifischen Bedürfnisse der Einrichtung zu verstehen. Dabei gilt es zu ermitteln, welche Aufgaben automatisiert werden könnten, welche Sicherheits- oder Effizienzprobleme durch den Einsatz von Robotern gelöst werden könnten und wie diese Maschinen das Gesamterlebnis für die Patienten verbessern könnten.

- **Schulung des Personals:** Die Einführung von Krankenpflegerobotern erfordert eine angemessene Schulung des medizinischen und pflegerischen Personals. Die Mitarbeiter müssen mit der Funktionsweise der Roboter vertraut sein und wissen, wie sie diese richtig programmieren, überwachen und pflegen. Sie müssen auch darüber informiert werden, wie sie mit den Robotern zusammenarbeiten können, um deren Effizienz zu maximieren.

- **Auswahl der richtigen Ausrüstung:** Es gibt verschiedene Arten von Krankenpflegerobotern, die jeweils über spezifische Fähigkeiten und Funktionen verfügen. Es ist wichtig, die Ausrüstung auszuwählen, die den Bedürfnissen der Gesundheitseinrichtung am besten entspricht und sich nahtlos in die bestehenden Prozesse und Systeme einfügt.
- **Anpassung von Robotern:** Krankenpflegeroboter können individuell angepasst werden, um den spezifischen Bedürfnissen der Gesundheitseinrichtung und ihrer Patienten gerecht zu werden. Dies kann die Programmierung spezifischer Fragen und Antworten, das Hinzufügen zusätzlicher Sprachen zur Kommunikation mit mehrsprachigen Patienten und die Anpassung des Aussehens zur Schaffung einer benutzerfreundlicheren Erfahrung umfassen.

- **Pilottest:** Bevor Sie Roboter in großem Maßstab einsetzen, sollten Sie in einem begrenzten Bereich der Einrichtung einen Pilottest durchführen. So können Sie Feedback von Mitarbeitern und Patienten einholen, mögliche Probleme identifizieren und den Prozess vor einer vollständigen Implementierung verfeinern.

- **Sicherheit von Patienten und Daten :** Die Sicherheit der Patienten und die Vertraulichkeit medizinischer Daten sind bei der Integration von Robotern in die Gesundheitsfürsorge von größter Bedeutung. Die Roboter müssen mit robusten Sicherheitsmaßnahmen ausgestattet sein, um sensible Patientendaten zu schützen und das Risiko von Cyberangriffen zu vermeiden.

- **Kommunikation und Akzeptanz:** Eine transparente Kommunikation mit Patienten, Familien und Mitarbeitern ist entscheidend, um die Vorteile der Einführung von Pflegerobotern zu erläutern und mögliche Bedenken hinsichtlich des Einsatzes von Technologie in der Gesundheitsversorgung zu zerstreuen.

- **Kontinuierliche Überwachung:** Sobald die Roboter eingesetzt sind, ist es wichtig, ihre Funktionsweise und ihre Auswirkungen auf die Gesundheitsversorgung kontinuierlich zu überwachen. So können mögliche Probleme schnell erkannt und bei Bedarf Verbesserungen umgesetzt werden.

Zusammenfassend lässt sich sagen, dass die Integration von intelligenten Krankenpflegerobotern in Gesundheitseinrichtungen viele Möglichkeiten bietet, die Effizienz, Genauigkeit und Sicherheit der Pflege zu verbessern. Allerdings sind eine sorgfältige Planung, angemessene Schulungen und eine transparente Kommunikation für eine erfolgreiche und nutzbringende Umsetzung dieser Technologie von entscheidender Bedeutung. Krankenpflegeroboter sind kein Ersatz für menschliche Pfleger, aber sie können wertvolle Helfer sein, um das Patientenerlebnis zu verbessern und die Pflegeprozesse zu optimieren.

Akzeptanz durch Angehörige der Gesundheitsberufe und Patienten

Die Akzeptanz von Krankenpflegerobotern durch Angehörige der Gesundheitsberufe und Patienten ist ein wesentlicher Aspekt für die erfolgreiche Integration von Krankenpflegerobotern in Gesundheitseinrichtungen. Im Folgenden werden einige Schlüsselpunkte zur Akzeptanz dieser Technologie durch diese beiden Gruppen aufgeführt:

Akzeptanz durch Angehörige der Gesundheitsberufe :

* **Angemessene Schulung: Angehörige der Gesundheitsberufe** müssen angemessen über den Einsatz von Pflegerobotern, ihre Fähigkeiten und ihre Grenzen geschult werden. Eine umfassende Schulung hilft, Bedenken zu zerstreuen und das Vertrauen in diese Technologie zu stärken.

* **Verständnis der Vorteile:** Die Vorteile von Krankenpflegerobotern müssen den Beschäftigten im Gesundheitswesen klar vermittelt werden. Es muss unbedingt hervorgehoben werden, wie diese Maschinen von sich wiederholenden Aufgaben entlasten, die Genauigkeit der Pflege verbessern und es Pflegekräften ermöglichen, sich auf komplexere und beziehungsorientierte Aufgaben zu konzentrieren.

* **Mitbestimmung:** Die Einbeziehung von Gesundheitsfachkräften in die Entscheidung, ob Pflegeroboter in ihre Praxis integriert werden sollen, fördert ein Gefühl der Kontrolle und des Engagements für diese Technologie.

* **Kontinuierliche Kommunikation:** Eine offene und kontinuierliche Kommunikation zwischen Roboterentwicklern und medizinischem Fachpersonal ist entscheidend, um Probleme oder Bedenken

schnell zu lösen und die Roboter an die tatsächlichen Bedürfnisse anzupassen.

- **Verbesserungsmöglichkeiten:** Die Ermutigung von Angehörigen der Gesundheitsberufe, Feedback zum Einsatz von Robotern zu geben und Verbesserungsvorschläge zu machen, kann zur Akzeptanz und Einführung dieser Technologie beitragen.

Akzeptanz durch die Patienten :

- **Information und Aufklärung:** Patienten sollten über den Einsatz von Krankenpflegerobotern und ihre Rolle in der Gesundheitsversorgung informiert werden. Eine angemessene Aufklärung kann dazu beitragen, Ängste abzubauen und ein klares Verständnis für die Vorteile von Robotern zu schaffen.

- **Benutzerfreundliche Erfahrung:** Krankenpflegeroboter sollten so gestaltet sein, dass sie für die Patienten benutzerfreundlich und beruhigend sind. Ihr Aussehen, ihre Stimme und ihr Verhalten sollten so angepasst sein, dass sie eine positive Interaktion erleichtern.

- **Zugang zur Gesundheitsversorgung:** Wenn Krankenpflegeroboter dazu beitragen können, den Zugang zur Gesundheitsversorgung zu verbessern und Wartezeiten zu verkürzen, kann dies ein entscheidender Faktor dafür sein, dass sich Patienten für diese Technologie entscheiden.

- **Privatsphäre und Datenschutz:** Patienten müssen sich darauf verlassen können, dass die Krankenpfleger ihre Privatsphäre respektieren und dass ihre medizinischen Informationen sicher sind.

- **Zufriedenheit der Patienten :** Nach dem Einsatz von Krankenpflegerobotern kann die Messung der Zufriedenheit der Patienten mit ihrer Nutzung dazu beitragen, die Akzeptanz der Roboter zu bewerten und potenzielle Verbesserungsbereiche zu ermitteln.

Zusammenfassend lässt sich sagen, dass die Akzeptanz von Krankenpflegerobotern durch Angehörige der Gesundheitsberufe und Patienten ein komplexer Prozess ist, der ein durchdachtes Vorgehen erfordert. Durch angemessene Schulungen, transparente Kommunikation und die Betonung der Vorteile für die Gesundheitsversorgung kann eine erfolgreiche Einführung dieser Technologie gefördert werden. Auch wenn man anerkennt, dass Krankenpflegeroboter die menschliche Interaktion nicht ersetzen, können sie wertvolle Werkzeuge sein, um die Gesundheitsversorgung zu verbessern und die Effizienz, Sicherheit und das Gesamterlebnis der Patienten zu steigern.

Die ergänzende Rolle von Krankenpfleger-Robotern

Krankenpflegeroboter spielen eine entscheidende ergänzende Rolle in Gesundheitseinrichtungen, wo sie menschliches Pflegepersonal unterstützen, um die Qualität der Pflege zu verbessern und die Arbeitsabläufe zu optimieren. Hier erfahren Sie, wie diese Roboter eine ergänzende Rolle in der Gesundheitsfürsorge spielen :

- **Automatisierung repetitiver Aufgaben:** Krankenpflegeroboter können zeitaufwändige, repetitive Aufgaben übernehmen, z. B. das Verteilen von Medikamenten zu festen Zeiten, das Sammeln von biologischen Proben und die Überwachung von Vitalzeichen. Dadurch wird mehr Zeit für Pflegekräfte frei, die sich auf komplexere Aufgaben konzentrieren können, die ihre Fachkenntnisse und ihr menschliches Feingefühl erfordern.

- **Genauigkeit und Fehlervermeidung:** Krankenpflegeroboter sind so programmiert, dass sie Aufgaben mit hoher Genauigkeit ausführen, wodurch das Risiko menschlicher Fehler erheblich verringert wird. Außerdem können sie Pflegeprotokolle strikt befolgen und sich an die vorgeschriebenen Dosierungen und Zeitpläne halten, was die Patientensicherheit erhöht.

- **Kontinuierliche Überwachung von Patienten :** Einige Krankenpflegeroboter sind mit Sensoren ausgestattet, die es ihnen ermöglichen, die Vitalzeichen der Patienten kontinuierlich zu überwachen. Indem sie anormale Veränderungen schnell erkennen, können diese Roboter das medizinische Personal alarmieren, damit bei Komplikationen frühzeitig eingegriffen werden kann.

- **Schneller Zugriff auf** medizinische **Informationen:** Krankenpflegeroboter können sofort auf elektronische Patientenakten, Testergebnisse und Informationen über verordnete Behandlungen zugreifen. So können sie Patienten und medizinischem Personal genaue und aktuelle Informationen zur Verfügung stellen.

- **Emotionale Unterstützung:** Einige Krankenpflegeroboter sind so konzipiert, dass sie Patienten emotional unterstützen, indem sie ihnen Trost spenden und Gesellschaft leisten. Zwar können sie die menschliche Empathie nicht ersetzen, doch kann ihre Anwesenheit dazu beitragen, Einsamkeit und Angst bei manchen Patienten zu lindern.

- **Schulung und Lernen:** Krankenpflegeroboter können als Simulatoren eingesetzt werden, um

Medizinstudenten und Angehörige der Gesundheitsberufe in komplexen Verfahren und Situationen zu schulen. Sie bieten somit eine sichere und risikofreie Lernmöglichkeit für zukünftige Pflegekräfte.

* **Ressourcenoptimierung:** Durch den Einsatz von Krankenpflegerobotern können die personellen und materiellen Ressourcen in Gesundheitseinrichtungen optimiert werden. Sie können dazu beitragen, die Arbeitsbelastung des Personals zu verringern, die Effizienz der Pflege zu steigern und die Pflegelogistik zu optimieren.

*

Es ist wichtig zu betonen, dass Krankenpflegerroboter die menschlichen Gesundheitsfachkräfte nicht ersetzen. Im Gegenteil, sie ergänzen sie, um die Qualität der Pflege zu verbessern, die Arbeit des medizinischen Personals zu erleichtern und die Erfahrungen der Patienten zu verbessern. Die Gesundheitspflege ist nach wie vor eine Disziplin, in der Empathie, Kommunikation und die Berücksichtigung der emotionalen Dimensionen der Patienten eine wesentliche Rolle spielen, und diese Aspekte können nur von menschlichen Pflegekräften vollständig übernommen werden. Die Interaktion zwischen Krankenpflegerobotern und menschlichen Gesundheitsfachkräften bietet ein einzigartiges Synergiepotenzial zur Schaffung einer effizienteren und menschlicheren Pflegeumgebung.

Ethik der Autonomie: Die Dilemmata der KI in der klinischen Entscheidungsfindung

Einführung in KI-basierte Entscheidungsunterstützungssysteme

Entscheidungsunterstützungssysteme, die auf künstlicher Intelligenz (KI) basieren, sind leistungsfähige Werkzeuge, die medizinisches Fachwissen mit den fortschrittlichen analytischen Fähigkeiten der KI kombinieren, um medizinische Fachkräfte dabei zu unterstützen, fundierte und präzise Entscheidungen zu treffen. Diese Systeme sind so konzipiert, dass sie Informationen und Empfehlungen auf der Grundlage von medizinischen Daten und wissenschaftlichen Erkenntnissen liefern, um Klinikern dabei zu helfen, Diagnosen zu stellen, Behandlungen zu planen und die Pflege effektiver zu verwalten. So funktionieren KI-gestützte Entscheidungsunterstützungssysteme :

- **Sammeln und Analysieren von Daten :** Entscheidungsunterstützungssysteme sammeln und analysieren große Mengen medizinischer Daten aus verschiedenen Quellen, z. B. elektronische Krankenakten, Testergebnisse, medizinische Bilder und genetische Daten. KI verwendet ausgefeilte Algorithmen, um relevante Informationen zu extrahieren und verborgene Muster in diesen Daten zu erkennen.

- **Diagnose und Vorhersage:** Durch die Analyse von Daten können Entscheidungsunterstützungssysteme Ärzten helfen, genauere und schnellere Diagnosen zu stellen. Sie können auch dabei helfen, das Risiko bestimmter Krankheiten bei Patienten vorherzusagen, indem sie ihre individuellen Merkmale und ihre Krankengeschichte analysieren.

- **Behandlungsempfehlungen** : Entscheidungsunterstützungssysteme können auf der Grundlage der Diagnose des Patienten und der verfügbaren klinischen Beweise geeignete Behandlungsmethoden empfehlen. Diese Empfehlungen können auf die individuellen Merkmale des Patienten zugeschnitten werden, z. B. auf sein genetisches Profil und seine Behandlungspräferenzen.

- **Verwaltung der Gesundheitsversorgung:** Diese Systeme können Klinikern auch dabei helfen, die Gesundheitsversorgung effektiver zu planen und zu verwalten, indem sie die verfügbaren Ressourcen optimieren, Behandlungsprotokolle befolgen und die Ergebnisse der Patienten überwachen.

- **Weiterbildung** : Entscheidungsunterstützungssysteme können als Weiterbildungsinstrumente für Angehörige der Gesundheitsberufe eingesetzt werden. Durch die Analyse klinischer Fälle und die Bereitstellung von Lernszenarien können diese Systeme die Fähigkeiten von Klinikern verbessern und sie über die neuesten medizinischen Entwicklungen auf dem Laufenden halten.

- **Prävention und öffentliche Gesundheit:** Diese Systeme können eine entscheidende Rolle bei der Prävention von Krankheiten spielen, indem sie Risikofaktoren bei Einzelpersonen identifizieren und präventive Maßnahmen vorschlagen. Sie können auch zur öffentlichen Gesundheit beitragen, indem sie neu auftretende Epidemien erkennen und Interventionsmaßnahmen empfehlen.

- **Verbesserte Entscheidungsfindung:** Durch die Bereitstellung von evidenzbasierten Sachinformationen helfen Entscheidungsunterstützungssysteme Klinikern, fundiertere Entscheidungen zu treffen und kognitive Verzerrungen zu vermeiden, die menschliche Urteile beeinflussen können.

Es ist wichtig zu beachten, dass KI-gestützte Entscheidungsunterstützungssysteme zwar viele Vorteile bieten, aber niemals das klinische Urteilsvermögen der Angehörigen der Gesundheitsberufe ersetzen dürfen. Diese Systeme sollten als Hilfsmittel betrachtet werden, die medizinische Entscheidungen unterstützen, aber letztendlich sind es die Kliniker, die für die Patientenversorgung verantwortlich sind. Das Vertrauen und das Verständnis der Angehörigen der Gesundheitsberufe für diese Systeme sind entscheidend für einen effektiven und verantwortungsvollen Einsatz von KI in der Gesundheitsversorgung.

Transparenz und Interpretierbarkeit von Algorithmen

Transparenz und Interpretierbarkeit der Algorithmen der künstlichen Intelligenz (KI) sind entscheidend, um das Vertrauen der Angehörigen der Gesundheitsberufe und der Patienten in den Einsatz dieser Technologien zu gewinnen. Wenn es darum geht, wichtige medizinische Entscheidungen zu treffen, ist es von entscheidender Bedeutung zu verstehen, wie die KI zu ihren Schlussfolgerungen kommt und auf welcher Grundlage sie ihre Empfehlungen ausspricht. Hier sind die Gründe, warum Transparenz und Interpretierbarkeit von Algorithmen im Gesundheitswesen so wichtig sind :

- **Vertrauen der Kliniker** : Angehörige der Gesundheitsberufe müssen den von KI-Systemen gelieferten Ergebnissen vertrauen können. Wenn die Algorithmen transparent und leicht zu interpretieren sind, können Kliniker besser verstehen, wie Entscheidungen getroffen werden, und sind eher bereit, die Empfehlungen der KI zu akzeptieren und zu befolgen.
- **Fundierte Entscheidungsfindung:** Eine transparente KI ermöglicht es Klinikern, fundierte Entscheidungen zu treffen und die Validität der Ergebnisse zu bewerten. Die Erklärungen der KI ermöglichen ein besseres Verständnis der zugrunde liegenden Gründe für ihre Empfehlungen, was den Klinikern hilft, alle relevanten Faktoren bei ihrer Entscheidungsfindung zu berücksichtigen.

- **Rechenschaftspflicht und Verantwortlichkeit:** Durch die Transparenz der Algorithmen können wir besser verstehen, welche Faktoren von der KI berücksichtigt werden und ob Verzerrungen oder Fehler die Ergebnisse beeinflussen. Dadurch werden die Entwickler von Algorithmen stärker für die Qualität ihrer Modelle und die Entscheidungen, die sie hervorbringen, verantwortlich gemacht.

- **Verständnis durch die Patienten** : Für Patienten ist das Verständnis der Gründe, warum eine Behandlung von der KI empfohlen wurde, entscheidend für die Förderung der Pflegetreue. Die Interpretierbarkeit von Algorithmen ermöglicht es, die Gründe hinter medizinischen Entscheidungen klarer zu erklären, was das Vertrauen des Patienten in den Pflegeprozess stärkt.

- **Fehlererkennung und -korrektur:** Wenn die Algorithmen transparent sind, können Fehler oder Verzerrungen leichter erkannt und korrigiert werden. Dadurch kann die Qualität und Sicherheit der von der KI bereitgestellten Gesundheitsversorgung verbessert werden.

- **Einhaltung von Vorschriften :** In vielen Ländern gibt es strenge Vorschriften für den Einsatz von KI in der Medizin, insbesondere in Bezug auf den Datenschutz und die Privatsphäre der Patienten. Durch die Transparenz der Algorithmen kann sichergestellt werden, dass KI-Systeme diesen Regeln und Standards entsprechen.

Es ist jedoch wichtig zu beachten, dass einige Arten von KI-Algorithmen, wie z. B. tiefe neuronale Netze, von Haus aus komplex und schwer zu interpretieren sein können. Es werden Fortschritte gemacht, um diese Modelle verständlicher zu machen, aber es kann schwierig sein, eine vollständige Erklärung für jede von der KI getroffene Entscheidung zu liefern.

Transparente und interpretierbare KI ist ein wichtiges Ziel der Forschung im Bereich der künstlichen Intelligenz. Algorithmenentwickler und Forscher arbeiten daran, Methoden zu entwickeln, mit denen die Argumentation von KI-Systemen verständlich erklärt werden kann, ohne dass dabei die Leistung geopfert wird. Letztendlich ist die Verbesserung der Transparenz und Interpretierbarkeit von KI-Algorithmen von entscheidender Bedeutung, um einen verantwortungsvollen und ethischen Einsatz dieser mächtigen Technologie im Gesundheitswesen zu gewährleisten.

Bias und Fairness in KI-Modellen

Verzerrungen in Modellen der künstlichen Intelligenz (KI) sind ein wichtiges Anliegen im Gesundheitswesen. Wenn Algorithmen auf unausgewogenen Datensätzen oder solchen, die systemische Vorurteile enthalten, trainiert werden, können sie diese Verzerrungen bei der Entscheidungsfindung reproduzieren. Dies kann zu Ungleichheiten in der Gesundheitsversorgung führen und bestimmte Patientengruppen negativ beeinflussen. Hier sind einige Schlüsselpunkte zu Bias und Fairness in KI-Modellen :

- **Bias in den Daten:** Verzerrungen in KI-Modellen entstehen oft durch die Daten, auf denen diese Modelle trainiert werden. Wenn die historischen Daten Ungleichheiten bei der Behandlung von Patienten oder Fehldiagnosen enthalten, besteht die Gefahr, dass der Algorithmus diese Ungleichheiten fortsetzt. Wenn zum Beispiel Patienten einer bestimmten Rasse oder eines bestimmten Geschlechts in der Vergangenheit falsch diagnostiziert oder unterbehandelt wurden, könnte die KI diese Muster reproduzieren.

- **Auswirkungen auf gefährdete Gruppen:** Verzerrungen in KI-Modellen können unverhältnismäßige Auswirkungen auf gefährdete Gruppen wie rassische Minderheiten, Menschen mit geringem Einkommen oder marginalisierte Bevölkerungsgruppen haben. Dies kann zu einem ungleichen Zugang zur Gesundheitsversorgung, zu Fehldiagnosen oder unangemessenen Behandlungen für diese Bevölkerungsgruppen führen.

- **Gesundheitliche Chancengleichheit:** Gesundheitliche Chancengleichheit ist ein wichtiges

111

Ziel im Gesundheitswesen, das darauf abzielt, allen Menschen unabhängig von ihrer sozialen Herkunft, ihrer Rasse, ihrem Geschlecht oder ihrem wirtschaftlichen Status einen gleichberechtigten Zugang zur Gesundheitsversorgung und gleichwertige Gesundheitsergebnisse zu gewährleisten. Verzerrungen in KI-Modellen können dieses Ziel behindern, indem sie bestehende Ungleichheiten aufrechterhalten.

- **Erkennung und Abschwächung von Verzerrungen:** Forscher und Algorithmenentwickler arbeiten aktiv an der Erkennung und Abschwächung von Verzerrungen in KI-Modellen. Methoden wie Datenabgleich, Verringerung algorithmischer Verzerrungen und die Verwendung von Fairnessmetriken werden erforscht, um sicherzustellen, dass KI-Modelle fairer sind und die Vielfalt der Patienten respektieren.

- **Transparenz und Rechenschaftspflicht:** Die Transparenz von KI-Modellen ist entscheidend, um die Faktoren zu verstehen, die medizinische Entscheidungen beeinflussen. Die Entwickler von Algorithmen müssen dafür verantwortlich sein, Verzerrungen in ihren Modellen zu erkennen und zu korrigieren, um einen verantwortungsvollen Einsatz von KI im Gesundheitswesen zu gewährleisten.

- **Ethische Schulung von medizinischem Fachpersonal:** Medizinisches Fachpersonal muss für die Problematik der Verzerrung durch KI sensibilisiert und im verantwortungsbewussten Umgang mit diesen Technologien geschult werden. Sie spielen eine Schlüsselrolle bei der Überwachung und Validierung der von der KI getroffenen Entscheidungen und stellen sicher, dass die Empfehlungen fair sind und mit den ethischen Grundsätzen der Medizin übereinstimmen.

Die Fairness in KI-Modellen ist eine komplexe Herausforderung, die einen multidisziplinären und kollaborativen Ansatz erfordert. Es ist von entscheidender Bedeutung, dass Algorithmenentwickler, KI-Forscher, Angehörige der Gesundheitsberufe, politische Entscheidungsträger und Patienten zusammenarbeiten, um sicherzustellen, dass KI im Gesundheitswesen auf ethische und verantwortungsvolle Weise eingesetzt wird, wobei der Schwerpunkt auf Fairness, Zugänglichkeit und Qualität der Gesundheitsversorgung für alle liegt.

Verantwortung und Rechenschaftspflicht bei KI-Entscheidungen

Rechenschaftspflicht und Verantwortlichkeit sind entscheidende Aspekte des Einsatzes von künstlicher Intelligenz (KI) im Gesundheitswesen. Wenn wichtige medizinische Entscheidungen ganz oder teilweise von KI-Systemen getroffen werden, ist es von entscheidender Bedeutung, Mechanismen der Rechenschaftspflicht zu etablieren, um die Qualität, Sicherheit und Ethik der Versorgung zu gewährleisten. Hier sind einige Schlüsselpunkte zu Verantwortung und Rechenschaftspflicht bei KI-Entscheidungen im Gesundheitswesen:

- **Verantwortung der Algorithmenentwickler:** Die Entwickler von KI-Algorithmen sind für die Qualität der von ihnen entwickelten Modelle verantwortlich. Sie müssen sicherstellen, dass die Modelle angemessen trainiert, validiert und getestet werden, bevor sie in klinischen Umgebungen eingesetzt werden. Außerdem müssen sie die potenziellen Verzerrungen und Risiken berücksichtigen, die mit den von der KI getroffenen Entscheidungen verbunden sind.

- **Transparenz von Entscheidungen:** Die von KI-Systemen getroffenen Entscheidungen müssen transparent und erklärbar sein. Die Entwickler von Algorithmen müssen Mechanismen zur Verfügung stellen, die erklären, wie die KI zu ihren Schlussfolgerungen kommt, sodass Gesundheitsfachkräfte und Patienten die Gründe hinter diesen Entscheidungen nachvollziehen können.

- **Menschliche Aufsicht:** Auch wenn die KI eine wichtige Rolle bei der Entscheidungsfindung spielt, bleibt die menschliche Aufsicht unerlässlich. Medizinische Fachkräfte sollten die Entscheidungen der KI stets beaufsichtigen und validieren, indem sie ihr klinisches Fachwissen nutzen, um fundierte Entscheidungen zu treffen.

- **Fehlererkennung: Es** müssen Mechanismen vorhanden sein, um mögliche Fehler in den Entscheidungen der KI zu erkennen und zu korrigieren. Dazu können regelmäßige Audits, Peer Reviews und Prozesse zur Meldung von Fehlern durch Angehörige der Gesundheitsberufe gehören.

- **Schulung und Ausbildung: Angehörige der** Gesundheitsberufe müssen darin geschult werden, KI in der Gesundheitsversorgung einzusetzen und ihre Grenzen und Risiken zu verstehen. Dazu gehört auch ein Bewusstsein dafür, wie man mit KI-Systemen arbeitet, um ethische und informierte Entscheidungen zu treffen.

- **Verantwortung von Gesundheitsorganisationen:** Gesundheitsorganisationen, die KI-Systeme einsetzen, sind auch für deren ethischen und verantwortungsbewussten Einsatz verantwortlich. Sie müssen Richtlinien und Verfahren einführen, um sicherzustellen, dass KI angemessen und in

Übereinstimmung mit den geltenden Normen und Vorschriften eingesetzt wird.

- **Rechenschaftspflicht gegenüber den Patienten :** Patienten haben das Recht zu erfahren, wie medizinische Entscheidungen, die sie betreffen, getroffen werden, sei es von Gesundheitsfachkräften oder von KI-Systemen. Gesundheitsorganisationen müssen gegenüber den Patienten transparent über den Einsatz von KI in der Gesundheitsversorgung sein und sicherstellen, dass die Patienten über ihre Rechte und Behandlungsentscheidungen informiert sind.

Rechenschaftspflicht und Verantwortlichkeit sind entscheidend, um einen ethischen und verantwortungsbewussten Einsatz von KI im Gesundheitswesen zu gewährleisten. Durch die Betonung von Transparenz, menschlicher Aufsicht und angemessener Ausbildung von Gesundheitsfachkräften ist es möglich, KI optimal zu nutzen und gleichzeitig die Sicherheit und Qualität der Patientenversorgung aufrechtzuerhalten.

Autonomie und gemeinsame Entscheidung

Die Integration von künstlicher Intelligenz (KI) in die Gesundheitsversorgung wirft wichtige Fragen zur Patientenautonomie und zur gemeinsamen Entscheidungsfindung zwischen Patienten und Gesundheitsfachkräften auf. Autonomie ist das Recht der Patienten, fundierte Entscheidungen über ihre Gesundheit zu treffen, während die gemeinsame Entscheidungsfindung ein kollaborativer Ansatz zwischen Patient und Angehörigen der Gesundheitsberufe ist, um einen Behandlungsplan zu erstellen, der die Werte und Präferenzen des Patienten berücksichtigt. So kann KI die

Patientenautonomie und die gemeinsame Entscheidungsfindung beeinflussen :

- **Zugang zu Informationen:** Durch KI erhalten Patienten Zugang zu einer riesigen Menge an Informationen über ihre Gesundheit und ihre Behandlungsmöglichkeiten. Dies stärkt ihre Fähigkeit, fundierte Entscheidungen zu treffen und eine aktive Rolle in ihrer eigenen Gesundheitsversorgung zu spielen.

- **Personalisierte Pflege:** KI kann dabei helfen, die Pflege zu personalisieren, indem sie individuelle Patientendaten wie Krankengeschichte, Testergebnisse und persönliche Vorlieben analysiert. Dadurch können Behandlungspläne erstellt werden, die auf jeden einzelnen Patienten zugeschnitten sind und so dessen Autonomie respektieren.

- **Transparente Erklärungen :** Wenn KI eingesetzt wird, um medizinische Entscheidungen zu treffen, ist es von entscheidender Bedeutung, den Patienten klare und verständliche Erklärungen zu den Hintergründen dieser Entscheidungen zu geben. Dies hilft den Patienten, die Empfehlungen zu verstehen und in Zusammenarbeit mit ihrem Behandlungsteam fundierte Entscheidungen zu treffen.

- **Grenzen der KI:** Obwohl die KI ein wertvolles Werkzeug ist, hat sie auch ihre Grenzen. Patienten müssen sich darüber im Klaren sein, dass KI das klinische Urteilsvermögen von Gesundheitsfachkräften nicht ersetzen kann, aber sie kann ihnen helfen, fundierte Entscheidungen zu treffen.

- **Schutz der Privatsphäre:** Der Einsatz von KI zur Analyse medizinischer Daten kann Bedenken hinsichtlich der Privatsphäre aufwerfen. Patienten müssen sicher sein, dass ihre Daten geschützt und ethisch korrekt verwendet werden, was ihr Vertrauen in den Einsatz von KI in der Gesundheitsfürsorge stärken kann.

- **Kommunikation und Aufklärung:** Um eine effektive gemeinsame Entscheidungsfindung zu erleichtern, ist es entscheidend, dass Gesundheitsfachkräfte klar mit Patienten kommunizieren und sie über die Vorteile und Grenzen von KI in der Gesundheitsversorgung aufklären.

- **Berücksichtigung der Werte des Patienten :** Bei der gemeinsamen Entscheidungsfindung müssen die Angehörigen der Gesundheitsberufe die Werte, Überzeugungen und Vorlieben des Patienten berücksichtigen. KI kann objektive Informationen liefern, aber die endgültige Entscheidung sollte immer die Bedürfnisse und Entscheidungen des Patienten widerspiegeln.

Letztendlich kann die Integration von KI in die Gesundheitsversorgung die Autonomie der Patienten stärken und eine fundiertere gemeinsame Entscheidungsfindung fördern. Es muss jedoch unbedingt sichergestellt werden, dass der Einsatz von KI ethisch vertretbar, transparent und unter Wahrung der Rechte und Präferenzen der Patienten erfolgt. Durch die Betonung von Aufklärung, Kommunikation und Datenschutz kann KI als leistungsstarkes Instrument zur Verbesserung der Entscheidungsfindung im Gesundheitswesen unter Wahrung der Patientenautonomie eingesetzt werden.

Informierte Zustimmung zur Nutzung von KI

Die Einwilligung nach Aufklärung ist ein Grundprinzip der medizinischen Ethik, das sicherstellt, dass Patienten die Risiken, Vorteile und Auswirkungen ihrer Behandlung oder ihrer Teilnahme an medizinischer Forschung vollständig verstehen. Wenn es um den Einsatz von künstlicher Intelligenz (KI) in der Gesundheitsversorgung geht, ist die informierte Zustimmung aufgrund der Komplexität dieser Technologie besonders wichtig. Im Folgenden finden Sie einige Punkte, die Sie in Bezug auf die informierte Einwilligung für den Einsatz von KI beachten sollten :

*   **Aufklärung über den Einsatz von KI:** Patienten müssen darüber informiert werden, dass KI in ihrer medizinischen Versorgung eingesetzt werden kann, und es ist wichtig, ihnen in verständlicher Form zu erklären, wie KI funktioniert, welche Informationen verwendet werden und wie dies die medizinischen Entscheidungen über sie beeinflussen kann.

*   **Risiken und Nutzen:** Patienten sollten über die potenziellen Risiken des Einsatzes von KI, wie z. B. Datenverzerrungen oder Fehlinterpretationen, sowie über die Vorteile, wie schnellere und genauere Diagnosen oder personalisierte Behandlungsempfehlungen, aufgeklärt werden.

*   **Verwendung von Daten :** Der Einsatz von KI beinhaltet oft die Analyse großer Mengen medizinischer Daten des Patienten. Die informierte Einwilligung sollte Informationen darüber enthalten, wie diese Daten verwendet, gespeichert und geschützt werden, um die Vertraulichkeit und Sicherheit der persönlichen Informationen des Patienten zu gewährleisten.

- **Recht auf Ablehnung:** Patienten haben das Recht, den Einsatz von KI in ihrer medizinischen Versorgung abzulehnen. Sie müssen über diese Möglichkeit informiert werden und die Gewissheit haben, dass eine solche Ablehnung keine negativen Auswirkungen auf die Qualität ihrer Versorgung hat.

- **Verständnis und Fragen :** Die Einwilligung nach Aufklärung setzt voraus, dass die Patienten die bereitgestellten Informationen vollständig verstehen und die Möglichkeit haben, Fragen zu stellen, um alle Punkte zu klären, die möglicherweise nicht eindeutig sind.

- **Aktualisierungen der Einwilligung :** Der Einsatz von KI im Gesundheitswesen kann sich im Laufe der Zeit ändern, und Patienten sollten über jede wesentliche Änderung des Einsatzes von KI informiert werden und die Möglichkeit haben, ihre informierte Einwilligung erneut zu erteilen.

- **Spezifische Einwilligung:** In einigen Fällen kann der Einsatz von KI spezifisch für ein bestimmtes medizinisches Gebiet oder eine bestimmte Art der Behandlung sein. Die informierte Einwilligung muss entsprechend angepasst werden, um diese Besonderheiten widerzuspiegeln.

Die informierte Zustimmung zum Einsatz von KI ist entscheidend, um das Recht der Patienten auf Selbstbestimmung und informierte Entscheidungen über ihre Gesundheit zu wahren. Die Angehörigen der Gesundheitsberufe sind dafür verantwortlich, sicherzustellen, dass die Patienten die Auswirkungen des Einsatzes von KI in ihrer medizinischen Versorgung vollständig verstehen, und ihre Entscheidung bezüglich des Einsatzes zu respektieren. Durch die Förderung einer klaren und transparenten Kommunikation mit den Patienten kann ein verantwortungsvoller und ethischer Einsatz von KI in der Gesundheitsversorgung gefördert werden, wobei die Rechte und Präferenzen der Patienten gewahrt bleiben.

Der Stellenwert menschlicher Expertise

Trotz der rasanten Fortschritte der Künstlichen Intelligenz (KI) im Gesundheitswesen bleibt menschliches Fachwissen unersetzlich und spielt eine entscheidende Rolle bei der Bereitstellung einer qualitativ hochwertigen Gesundheitsversorgung. Im Folgenden finden Sie einige Schlüsselpunkte zur Stellung der menschlichen Expertise im Zusammenhang mit dem Einsatz von KI im Gesundheitswesen :

- **Ethische Entscheidungsfindung:** Menschliches Fachwissen ist erforderlich, um die komplexen ethischen Fragen anzugehen, die in der Gesundheitsversorgung auftreten können. Angehörige der Gesundheitsberufe können ethische, soziale und kulturelle Faktoren in ihre Entscheidungen einbeziehen, dabei die Präferenzen des Patienten berücksichtigen und die langfristigen Auswirkungen bedenken.

- **Empathie und Mitgefühl:** Die Gesundheitspflege ist in erster Linie eine Beziehung zwischen Patient und Pfleger. Menschliches Fachwissen ermöglicht den Aufbau empathischer Beziehungen und die emotionale Unterstützung von Patienten, was für die Verbesserung ihres psychischen und physischen Wohlbefindens von entscheidender Bedeutung ist.

- **Individueller Kontext:** Jeder Patient ist einzigartig, mit individuellen Bedürfnissen und Merkmalen.

Menschliches Fachwissen ermöglicht es, diese Besonderheiten zu berücksichtigen und die Pflege auf jeden Einzelfall abzustimmen.

- **Flexibilität und Anpassungsfähigkeit:** Fachkräfte im Gesundheitswesen können mit unvorhergesehenen oder komplexen Situationen konfrontiert werden, die den KI-Algorithmen entgehen können. Ihr Fachwissen ermöglicht es ihnen, in einzigartigen Szenarien angepasste und flexible Lösungen zu bieten.

- **Kommunikation:** Die Interaktion mit dem Patienten und die Vermittlung komplexer Informationen sind entscheidende menschliche Fähigkeiten im Gesundheitswesen. Die Fähigkeit, medizinische Konzepte auf verständliche und einfühlsame Weise zu erklären, ist entscheidend, um Patienten in ihre Behandlung einzubeziehen.

- **Kritische Bewertung von KI-Ergebnissen:** Während KI dabei helfen kann, Informationen und Empfehlungen zu liefern, müssen Gesundheitsfachkräfte immer in der Lage sein, diese Ergebnisse kritisch zu bewerten, um ihre Genauigkeit und klinische Relevanz zu gewährleisten.

- **Kreativität und Problemlösung:** Menschliches Fachwissen ermöglicht Kreativität und kritisches Denken, um komplexe Probleme zu lösen, die die Fähigkeiten der KI übersteigen können.

Die Integration von KI in das Gesundheitswesen bietet zahlreiche Möglichkeiten zur Verbesserung von Diagnosen, Behandlungen und Ergebnissen für die Patienten. Menschliches Fachwissen bleibt jedoch entscheidend, um die Fähigkeiten der KI zu ergänzen und eine qualitativ hochwertige, ethische und patientenzentrierte

Gesundheitsversorgung zu gewährleisten. Das Zusammenspiel von KI und menschlichem Fachwissen wird das Beste aus beiden Welten herausholen und ein umfassenderes und effektiveres Gesundheitssystem schaffen, bei dem das Wohl des Patienten im Mittelpunkt steht.

Grenzen und Unsicherheiten von KI-Systemen

Obwohl die künstliche Intelligenz (KI) im Gesundheitswesen viele Möglichkeiten und Versprechungen bietet, gibt es auch Grenzen und Unsicherheiten, die mit ihrem Einsatz verbunden sind. Im Folgenden sind einige der wichtigsten Grenzen und Unsicherheiten von KI-Systemen im Gesundheitswesen aufgeführt:

- **Mangelnde Erklärbarkeit:** KI-Modelle, insbesondere tiefe neuronale Netze, können komplex und schwer zu erklären sein. Für Angehörige der Gesundheitsberufe kann es schwierig sein zu verstehen, wie die KI zu ihren Schlussfolgerungen kommt, was zu einem Vertrauensverlust bei der Nutzung der KI führen kann.

- Hochwertige **Daten:** KI-Systeme benötigen qualitativ hochwertige Datensätze, um optimal zu funktionieren. Wenn die Daten unvollständig oder unausgewogen sind oder Fehler enthalten, kann dies die Genauigkeit und Zuverlässigkeit der KI-Ergebnisse beeinträchtigen.

- **Bias in den Daten:** Die Daten, die zum Trainieren der KI-Modelle verwendet werden, können Verzerrungen und Ungleichheiten enthalten, die von der KI nachgebildet werden können. Dies kann zu unfairen Behandlungsempfehlungen für bestimmte Patientengruppen führen.

- **Einschränkungen bei der Diagnose:** KI kann zwar wertvoll sein, um bei der Diagnose bestimmter Erkrankungen zu helfen, sie kann aber nicht in allen Situationen die menschliche Expertise ersetzen. Einige Diagnosen können komplex sein und erfordern eine umfassende Beurteilung des Patienten durch einen Gesundheitsexperten.

- **Risiko des Übervertrauens:** Ein übermäßiges Vertrauen in KI-Systeme kann zu einer übermäßigen Abhängigkeit von der Technologie führen, was wiederum zu Fehlern führen kann, wenn die KI-Ergebnisse nicht ordnungsgemäß von den Angehörigen der Gesundheitsberufe überprüft werden.

- **Mangelnde Empathie:** Der KI fehlen Emotionen und Empathie, was bei der Interaktion mit Patienten ein limitierender Faktor sein kann, insbesondere in emotionalen oder sensiblen Situationen.

- **Cybersicherheit und Datenschutz :** Der Einsatz von KI im Gesundheitswesen bedeutet, dass große Mengen an persönlichen Patientendaten gesammelt und verwendet werden. Dies wirft Bedenken hinsichtlich der Cybersicherheit und des Datenschutzes auf, da KI-Systeme anfällig für Angriffe und Datenschutzverletzungen sein können.

- **Kosten und Zugänglichkeit:** Die Implementierung von KI in Gesundheitseinrichtungen kann kostspielig sein, was den Zugang für bestimmte Einrichtungen oder Regionen mit begrenzten Ressourcen einschränken kann.

Trotz dieser Grenzen und Unsicherheiten ist es wichtig zu erkennen, dass die KI das Potenzial hat, das Gesundheitswesen positiv zu verändern. Wenn wir die Grenzen der KI verstehen und verantwortungsvoll und ethisch korrekt arbeiten, können wir ihre Vorteile nutzen und gleichzeitig die potenziellen Risiken minimieren. Ein ausgewogener Ansatz, der menschliche Expertise und KI komplementär integriert, kann die Ergebnisse für Patienten optimieren und die Gesundheitsversorgung insgesamt verbessern.

Ethische Standards für KI-Systeme im Gesundheitswesen

Künstliche Intelligenz (KI)-Systeme im Gesundheitswesen müssen strengen ethischen Standards unterliegen, um ihre verantwortungsvolle, faire und sichere Nutzung zu gewährleisten. Hier sind einige wichtige ethische Standards, die bei KI-Systemen im Gesundheitswesen zu beachten sind :

- **Transparenz und Erklärbarkeit:** KI-Systeme müssen in ihrer Funktionsweise und ihren Entscheidungen transparent sein. Die Entwickler von Algorithmen müssen erklären, wie die KI zu ihren Schlussfolgerungen gelangt, damit Gesundheitsfachkräfte und Patienten die Gründe hinter diesen Entscheidungen nachvollziehen können.

- **Fairness und Verzerrungsfreiheit:** KI-Systeme dürfen bestehende Verzerrungen in Trainingsdaten nicht reproduzieren. Es müssen Maßnahmen ergriffen werden, um sicherzustellen, dass die KI-Empfehlungen fair sind und bestimmte Patientengruppen nicht unangemessen bevorzugen.

- **Schutz der Privatsphäre und der Daten :** Die medizinischen Daten von Patienten sind hochsensibel und müssen mit dem größtmöglichen Respekt für die Privatsphäre behandelt werden. KI-Systeme müssen so konzipiert sein, dass sie die Vertraulichkeit, Sicherheit und Integrität der Daten gewährleisten.

- **Rechenschaftspflicht und Verantwortlichkeit:** Die Entwickler und Nutzer von KI-Systemen im Gesundheitswesen müssen für ihre Handlungen zur Rechenschaft gezogen werden. Es muss Rechenschaftsmechanismen geben, um mögliche Fehler zu erkennen und zu korrigieren und um Beschwerden im Zusammenhang mit dem Einsatz von KI zu bearbeiten.

- **Gemeinsame Entscheidungsfindung :** KI-Systeme im Gesundheitswesen sollten so konzipiert sein, dass sie die gemeinsame Entscheidungsfindung von Patienten und Gesundheitsfachkräften ergänzen und verbessern, und nicht diesen kollaborativen Ansatz ersetzen.

- **Ethischer Einsatz von KI:** KI-Systeme im Gesundheitswesen sollten zur Verbesserung der Pflege und des Wohlergehens von Patienten eingesetzt werden und nicht, um Einzelpersonen zu schädigen oder auszubeuten.

- **Schulung und Ausbildung: Angehörige der** Gesundheitsberufe und Entwickler von Algorithmen müssen in der ethischen Nutzung von KI im Gesundheitswesen und im Verständnis ihrer ethischen und sozialen Auswirkungen geschult werden.

- **Unabhängige Bewertung :** KI-Systeme im Gesundheitswesen müssen unabhängig evaluiert werden, um sicherzustellen, dass sie ethischen Standards entsprechen und sicher sind.

- **Informierte Zustimmung:** Die Patienten müssen über den Einsatz von KI in ihrer medizinischen Versorgung informiert werden und müssen ihre informierte Zustimmung für diesen Einsatz geben.
- **Grenzen und Unwägbarkeiten:** Die Grenzen und Unwägbarkeiten von KI-Systemen im Gesundheitswesen müssen den Angehörigen der Gesundheitsberufe und den Patienten klar vermittelt werden, damit sie eine fundierte Entscheidung treffen können.

Durch die Einhaltung dieser ethischen Standards kann ein verantwortungsvoller und ethischer Einsatz von KI im Gesundheitswesen gefördert werden, der sicherstellt, dass diese innovative Technologie den Patienten tatsächlich zugutekommt und zu einer fairen und nachhaltigen Verbesserung der Gesundheitsversorgung beiträgt. Es ist von entscheidender Bedeutung, dass die an der Entwicklung und Nutzung von KI im Gesundheitswesen beteiligten Akteure zusammenarbeiten, um eine ethische Kultur zu fördern, die das Wohl der Patienten in den Vordergrund stellt.

Ausblick auf die Zukunft : Die Entwicklung der KI in der klinischen Entscheidungsfindung

Die Aussichten für die Zukunft der Künstlichen Intelligenz (KI) in der klinischen Entscheidungsfindung sind vielversprechend und voller Möglichkeiten. Die KI wird sich im Gesundheitswesen weiterentwickeln und ausbauen und erhebliche Verbesserungen in der Art und Weise bewirken, wie Gesundheitsfachkräfte klinische Entscheidungen treffen. Hier einige Schlüsselperspektiven für die Zukunft :

- **Verbesserte diagnostische Genauigkeit:** KI-Systeme werden sich bei der frühzeitigen und genauen Erkennung von Krankheiten weiter verbessern und so eine schnellere und zuverlässigere Diagnose ermöglichen. KI kann besonders bei der Identifizierung seltener oder komplexer Krankheiten hilfreich sein.

- **Personalisierung von Behandlungen : Die** KI wird ein besseres Verständnis der interindividuellen Variation in der Reaktion auf Behandlungen ermöglichen. Durch die Analyse großer Mengen medizinischer Daten wird die KI dazu beitragen können, die Behandlung für jeden Patienten auf der Grundlage seiner einzigartigen Merkmale zu personalisieren.

- **Verstärkte gemeinsame Entscheidungsfindung:** KI kann Gesundheitsfachkräfte und Patienten unterstützen, um eine informiertere gemeinsame Entscheidungsfindung zu erleichtern. Die von der KI bereitgestellten Informationen können Patienten helfen, ihre Behandlungsoptionen und die damit verbundenen Risiken besser zu verstehen, was ihre aktive Beteiligung an ihrer eigenen Versorgung fördert.

- **Management chronischer Krankheiten:** KI kann eingesetzt werden, um Patienten mit chronischen Krankheiten in Echtzeit zu überwachen und personalisierte Managementempfehlungen zu geben. Dies kann zu einer besseren Kontrolle der Krankheit und zur Vermeidung von Komplikationen beitragen.

- **Früherkennung von Ausbrüchen :** Mithilfe von KI können epidemiologische Trends auf globaler Ebene überwacht und Warnsignale für potenzielle Ausbrüche frühzeitig erkannt werden. Dies wird eine schnellere und effektivere Reaktion auf zukünftige Ausbrüche ermöglichen.

- **Verbesserte E r k l ä r b a r k e i t und Interpretierbarkeit :** Die Forscher arbeiten an Ansätzen, um KI-Modelle besser erklärbar und interpretierbar zu machen. Dadurch können Gesundheitsfachkräfte die von der KI getroffenen Entscheidungen besser verstehen und ihr Vertrauen in die Nutzung der KI stärken.

- **Nahtlose Integration in die Pflegepraxis:** Mit zunehmendem Fortschritt wird die KI stärker in die Gesundheitssysteme und die Arbeitsabläufe der Angehörigen der Gesundheitsberufe integriert werden. Die Nutzung von KI wird reibungsloser und intuitiver werden, sodass Kliniker die Vorteile der KI voll ausschöpfen können.

- **Schulung und Ausbildung:** KI wird eine kontinuierliche Schulung von Gesundheitsfachkräften erfordern, um eine angemessene und ethische Nutzung dieser Technologie zu gewährleisten. Es werden Schulungsprogramme entwickelt, um die Kompetenzen für den Einsatz von KI im Gesundheitswesen zu stärken.

- **Zusammenarbeit mit der Industrie:** KI wird weiterhin in Partnerschaft mit der Technologiebranche entwickelt werden, was neue Möglichkeiten für Innovationen und Fortschritte im Gesundheitsbereich eröffnet.

- **Entwicklung der Vorschriften:** In dem Maße, wie sich der Einsatz von KI im Gesundheitswesen verbreitet, werden die Vorschriften und ethischen Standards aktualisiert, um eine verantwortungsvolle und sichere Nutzung der Technologie zu gewährleisten.

Alles in allem stellt die KI eine bedeutende Entwicklung in der klinischen Entscheidungsfindung dar, die die Praktiken im Gesundheitswesen in den kommenden Jahren weiter umgestalten wird. Die Betonung von Ethik, Transparenz und verbesserter Patientenversorgung wird entscheidend sein, um das Potenzial der KI im Gesundheitswesen voll auszuschöpfen. Durch eine verantwortungsvolle Zusammenarbeit können Gesundheitsfachkräfte und KI-Entwickler eine integrierte Zukunft schaffen, in der KI und menschliches Fachwissen zusammenwirken, um eine qualitativ hochwertige und patientenzentrierte Gesundheitsversorgung zu ermöglichen.

Die Jagd nach Epidemien: Wie KI hilft, globale Gesundheitskrisen zu verhindern

Einführung in die KI-gestützte epidemiologische Überwachung

Die Einführung der epidemiologischen Überwachung auf der Grundlage von künstlicher Intelligenz (KI) stellt einen bedeutenden Schritt bei der Bewältigung globaler Gesundheitskrisen dar. Die epidemiologische Überwachung ist der Prozess der kontinuierlichen Sammlung, Analyse und Interpretation von Gesundheitsdaten zur Erkennung und Überwachung von Ausbrüchen von Infektionskrankheiten und meldepflichtigen Krankheiten. Der Einsatz von KI in diesem Bereich bringt viele Vorteile mit sich und ermöglicht eine frühzeitige Erkennung von Ausbrüchen, eine schnelle Reaktion und eine fundierte Entscheidungsfindung, um die Ausbreitung von Krankheiten zu verhindern.

Funktionsweise der KI-gestützten epidemiologischen Überwachung :

- **Datenerfassung in Echtzeit:** Mithilfe von KI können Daten aus verschiedenen Quellen wie elektronischen Patientenakten, Krankheitsüberwachungssystemen, sozialen Medien und Gesundheitssensoren in Echtzeit gesammelt werden. Diese Daten werden aggregiert und analysiert, um Trends und Abweichungen zu erkennen, die auf eine neu auftretende Epidemie hinweisen könnten.

- **Früherkennung von Epidemien:** Mithilfe von Algorithmen des maschinellen Lernens kann die KI

Anomalien in Gesundheitsdaten erkennen und Muster aufspüren, die auf den Beginn einer Epidemie hindeuten könnten. Dadurch können die Gesundheitsbehörden schnell Maßnahmen ergreifen, um die Ausbreitung einzudämmen, bevor sie außer Kontrolle gerät.

- **Überwachung von Bevölkerungsbewegungen:** Die KI kann Bevölkerungsbewegungen mithilfe von Geolokalisierungs- und Transportdaten verfolgen. Dies hilft, die Ausbreitung von Krankheiten vorherzusagen und Gebiete mit hohem Risiko zu identifizieren.

- **Analyse von Massendaten:** Die KI-gestützte epidemiologische Überwachung kann große Datenmengen in kürzester Zeit analysieren und so komplexe Muster und epidemiologische Trends schnell erkennen.

- **Modellierung von Epidemien :** KI-Algorithmen können dazu verwendet werden, die Ausbreitung von Epidemien zu modellieren und ihre zukünftige Entwicklung vorherzusagen. Dies hilft Gesundheitsbeamten bei der Planung der Ressourcen, die zur Bewältigung einer Krise benötigt werden.

- **Unterstützung der Entscheidungsfindung:** KI liefert Fakten und gründliche Analysen, damit Entscheidungsträger fundierte Entscheidungen darüber treffen können, welche Maßnahmen im Bereich der öffentlichen Gesundheit zur Eindämmung der Epidemie ergriffen werden sollten.

- **Frühwarnsysteme:** KI kann in Frühwarnsysteme integriert werden, die die Gesundheitsbehörden bei

Anzeichen eines drohenden Ausbruchs automatisch benachrichtigen und so eine schnelle Reaktion ermöglichen.

Vorteile der KI-gestützten epidemiologischen Überwachung :

- **Schnelligkeit:** KI kann große Datenmengen in Echtzeit analysieren, sodass neu auftretende Epidemien frühzeitig erkannt werden und schnell reagiert werden kann.

- **Genauigkeit:** Algorithmen des maschinellen Lernens können komplexe Muster und Trends in den Daten erkennen und so die Genauigkeit der epidemiologischen Überwachung verbessern.

- **Anpassungsfähigkeit:** Die KI kann sich schnell an veränderte Ausbrüche anpassen und den Gesundheitsbeamten aktuelle Informationen liefern.

- **Effektive Ressourcenplanung:** Durch die Modellierung der Ausbreitung von Epidemien ermöglicht die KI eine bessere Ressourcenplanung und eine effektivere Reaktion.

- **Verhinderung der Ausbreitung:** Durch die frühzeitige Erkennung von Epidemien kann die KI dazu beitragen, deren großflächige Ausbreitung zu verhindern.

Zusammenfassend lässt sich sagen, dass die Einführung der KI-gestützten epidemiologischen Überwachung einen großen Fortschritt bei der Bewältigung globaler Gesundheitskrisen darstellt. Dank ihrer Fähigkeit, Daten schnell und präzise zu analysieren, spielt die KI eine entscheidende Rolle bei der Früherkennung von Epidemien, der effizienten Ressourcenplanung und der

Verhinderung der Ausbreitung von Krankheiten. Es ist jedoch wichtig zu betonen, dass KI ein ergänzendes Werkzeug ist und das Fachwissen und das Urteilsvermögen von Gesundheitsfachkräften bei der Bewältigung von Epidemien nicht ersetzt.

Daten in Echtzeit sammeln und analysieren

Die Sammlung und Analyse von Daten in Echtzeit ist ein wesentlicher Bestandteil der epidemiologischen Überwachung auf der Grundlage künstlicher Intelligenz (KI). Mit diesem Ansatz können aufkommende Trends und Anomalien in Gesundheitsdaten schnell erkannt werden, was die Früherkennung von Epidemien und schnelle Entscheidungen im Bereich der öffentlichen Gesundheit erleichtert. Die Datenerfassung und -analyse in Echtzeit erfolgt folgendermaßen:

Daten in Echtzeit sammeln :

- **Gesundheitssensoren:** Gesundheitssensoren wie tragbare Geräte, medizinische Monitore und Fernüberwachungsgeräte können in Echtzeit Daten über die Vitalzeichen von Patienten sammeln, z. B. Herzfrequenz, Blutdruck, Temperatur und Sauerstoffsättigung.

- **Elektronische Patientenakten (Electronic Medical Records, EMR) :** EPAs ermöglichen die elektronische Speicherung und den Zugriff auf medizinische Daten von Patienten. Informationen über Arztbesuche, Diagnosen, Laborergebnisse und Behandlungen sind so für das Gesundheitspersonal in Echtzeit verfügbar.

- **Überwachung sozialer Medien:** Mithilfe von KI können soziale Medien überwacht werden, um

Erwähnungen von Krankheitssymptomen oder epidemischen Situationen zu erkennen. Dies kann Hinweise auf potenzielle Krankheitsausbrüche liefern.

- **Transportüberwachung:** Geolokalisierungs- und Transportdaten in Echtzeit können genutzt werden, um Bevölkerungsbewegungen zu verfolgen und Gebiete mit hohem Ausbruchsrisiko zu identifizieren.

- **Umweltdaten:** Das Sammeln von Umweltdaten wie Luftverschmutzungsgrad, Wetterbedingungen und Wasserqualitätsdaten kann dazu beitragen, die Umweltfaktoren zu verstehen, die die Ausbreitung von Krankheiten beeinflussen könnten.

Datenanalyse in Echtzeit :

- **Algorithmen des maschinellen Lernens:** KI nutzt Algorithmen des maschinellen Lernens, um Daten in Echtzeit zu analysieren und Muster und Trends zu erkennen. Diese Algorithmen können Abweichungen von Standards erkennen und vor potenziell problematischen Situationen warnen.

- **Prädiktive Modellierung:** KI-basierte prädiktive Modelle können verwendet werden, um die Ausbreitung von Epidemien vorherzusagen. Mithilfe aktueller Daten können diese Modelle vorhersagen, wie sich die epidemiologische Situation in den nächsten Tagen und Wochen entwickeln wird.

- **Frühwarnsysteme:** KI kann zur Entwicklung von Frühwarnsystemen eingesetzt werden, die neu auftretende Epidemien frühzeitig erkennen und Warnungen an die Gesundheitsbehörden senden, damit diese schnell reagieren können.

- **Identifizierung von Ausbrüchen:** Durch die Analyse von Echtzeitdaten können geografische Gebiete identifiziert werden, in denen es zu Ausbrüchen kommen könnte, so dass die Gesundheitsbeamten ihre Präventions- und Kontrollbemühungen konzentrieren können.

- **Überwachung des Gesundheitsverhaltens:** Die Analyse von Echtzeitdaten kann dazu beitragen, das Gesundheitsverhalten der Bevölkerung zu überwachen, z. B. die Inanspruchnahme von Gesundheitsdiensten, die Einnahme von Medikamenten und die Einhaltung von Präventionsmaßnahmen.

Zusammenfassend lässt sich sagen, dass die Erhebung und Analyse von Echtzeitdaten mithilfe von KI eine entscheidende Rolle bei der epidemiologischen Überwachung und der Bewältigung von Gesundheitskrisen spielt. Diese Ansätze ermöglichen es, neu auftretende Epidemien frühzeitig zu erkennen, ihre Ausbreitung zu verfolgen, Ressourcen effizient zu planen und fundierte Entscheidungen im Bereich der öffentlichen Gesundheit zu treffen. Die Fähigkeit, Daten in Echtzeit zu sammeln und zu analysieren, ermöglicht eine schnellere und präzisere Reaktion auf Ausbrüche, was wiederum dazu beiträgt, deren Auswirkungen auf die öffentliche Gesundheit zu verringern.

Frühzeitige Erkennung von Ausbrüchen

Die Früherkennung von Epidemien ist entscheidend, um deren schnelle Ausbreitung zu verhindern und wirksame Maßnahmen im Bereich der öffentlichen Gesundheit zu ergreifen. Durch den Einsatz von künstlicher Intelligenz (KI) und die Erhebung von Echtzeitdaten können

Frühwarnsignale, die auf den Beginn einer Epidemie hinweisen, schnell erkannt werden. Hier sehen Sie, wie KI eine entscheidende Rolle bei der Früherkennung von Epidemien spielt :

- **Überwachung von Gesundheitsdaten in Echtzeit:** Mithilfe von KI können Echtzeit-Gesundheitsdaten aus verschiedenen Quellen wie elektronischen Patientenakten, Krankheitsüberwachungssystemen, sozialen Medien, Gesundheitssensoren und epidemiologischen Berichten schnell gesammelt, aggregiert und analysiert werden. Durch die Analyse dieser Echtzeitdaten kann die KI ungewöhnliche Muster und Abweichungen erkennen, die auf einen plötzlichen Anstieg von Krankheitsfällen hindeuten könnten.

- **Erkennung von Mustern und aufkommenden Trends :** Mithilfe von Algorithmen des maschinellen Lernens kann die KI schnell Muster und Trends erkennen, die für eine neu auftretende Epidemie charakteristisch sein könnten. Wenn beispielsweise in einer bestimmten Region ein signifikanter Anstieg von Fällen mit ähnlichen Symptomen beobachtet wird, kann die KI die Gesundheitsbehörden auf die Möglichkeit einer sich entwickelnden Epidemie aufmerksam machen.

- **Analyse des Online-Suchverhaltens:** Die KI kann das Online-Suchverhalten von Einzelpersonen überwachen, z. B. die Suche nach Krankheitssymptomen oder Präventionsmaßnahmen. Signifikante Veränderungen in diesen Verhaltensmustern können als Frühindikatoren für eine aufkommende Epidemie dienen.

- **Einsatz von Frühwarnsystemen:** KI kann in Frühwarnsysteme eingebunden werden, die automatisch Frühwarnsignale erkennen und Warnungen an Gesundheitsbeamte senden, damit diese sofort handeln können.
- **Geospatial Analysis:** Die KI kann mithilfe von Geolokalisierungsdaten Bevölkerungsbewegungen überwachen und Gebiete identifizieren, in denen es zu Ausbrüchen kommen könnte. Dies ermöglicht eine schnelle und gezielte Reaktion in diesen Hochrisikogebieten.

- **Vergleich mit historischen Daten:** KI kann historische Daten über frühere Ausbrüche analysieren und mit aktuellen Daten vergleichen, um signifikante oder ungewöhnliche Veränderungen in den epidemiologischen Mustern zu erkennen.
-

Durch die Kombination der Leistungsfähigkeit von KI mit einer Datenerfassung in Echtzeit können epidemiologische Überwachungssysteme viel reaktionsschneller und effizienter bei der Früherkennung von Ausbrüchen werden. Dadurch können Gesundheitsmanager schnell Maßnahmen ergreifen, um die Ausbreitung der Krankheit einzudämmen, bestätigte Fälle zu isolieren und geeignete Präventionsmaßnahmen zu ergreifen. Die Früherkennung von Ausbrüchen spielt eine Schlüsselrolle bei der Prävention großer Gesundheitskrisen, und KI bietet ein wertvolles Werkzeug, um diese Früherkennungsfähigkeit zu stärken und schnell zu reagieren, um die öffentliche Gesundheit zu schützen.

Prädiktive Modellierung von Epidemien

Die prädiktive Modellierung von Epidemien ist eine leistungsstarke Anwendung der künstlichen Intelligenz (KI) im Bereich der öffentlichen Gesundheit. Bei diesem Ansatz werden Algorithmen des maschinellen Lernens eingesetzt, um historische und Echtzeitdaten zur Epidemiologie zu analysieren und die zukünftige Entwicklung einer Epidemie vorherzusagen. Die prädiktive Modellierung spielt eine entscheidende Rolle bei der Entscheidungsfindung im Bereich der öffentlichen Gesundheit, da sie es den Gesundheitsbehörden ermöglicht, Präventions- und Kontrollmaßnahmen fundierter und proaktiver zu planen und umzusetzen. So wird die prädiktive Modellierung von Epidemien mithilfe von KI realisiert :

- **Sammlung epidemiologischer Daten:** Die prädiktive Modellierung beginnt mit der Sammlung epidemiologischer Daten, wie z. B. die Anzahl der bestätigten Fälle, die Anzahl der Todesfälle, die Geolokalisierung der Fälle, Risikofaktoren, Ausbreitungsraten etc. Diese Daten können aus verschiedenen Quellen stammen, u. a. aus Krankheitsüberwachungssystemen, epidemiologischen Berichten, elektronischen Krankenakten und staatlichen Datenbanken.

- **Vorverarbeitung der Daten : Vor** der Anwendung der Algorithmen des maschinellen Lernens müssen die epidemiologischen Daten vorverarbeitet werden, um Ausreißer zu eliminieren, fehlende Daten aufzufüllen und die Daten zu normalisieren, um die Qualität und Konsistenz der für die Analyse verwendeten Daten zu gewährleisten.

- **Merkmalsauswahl:** Epidemiologische Daten können viele Variablen und Merkmale enthalten. Mithilfe von KI können die relevantesten Merkmale für die Analyse und Vorhersage ausgewählt werden, wodurch die Genauigkeit des Modells verbessert wird.

- **Prädiktive Modelle :** Mithilfe von Algorithmen des maschinellen Lernens werden unter Verwendung historischer epidemiologischer Daten Vorhersagemodelle konstruiert. Diese Modelle können auf verschiedenen Algorithmen basieren, wie z. B. neuronale Netze, Random Forests, Support Vector Machines etc.

- **Modellvalidierung:** Vorhersagemodelle müssen mit unabhängigen Daten validiert werden, um ihre Genauigkeit und Zuverlässigkeit bei der Vorhersage von Ausbrüchen zu beurteilen.

- **Vorhersage des Verlaufs der Epidemie:** Sobald die Vorhersagemodelle validiert sind, werden sie zur Vorhersage des zukünftigen Verlaufs der Epidemie verwendet. Diese Vorhersagen können Projektionen der zukünftigen Fallzahlen, der geografischen Ausbreitung, der Dauer des Ausbruchs usw. umfassen.

- **Planung von Maßnahmen im Bereich der öffentlichen Gesundheit:** Die durch die prädiktive Modellierung erstellten Vorhersagen helfen den Gesundheitsbeamten bei der Planung und Umsetzung geeigneter Maßnahmen im Bereich der öffentlichen Gesundheit, um den Ausbruch unter Kontrolle zu bringen. Dazu können Impfkampagnen, Quarantänemaßnahmen, Reisebeschränkungen usw. gehören.

Mithilfe von KI kann die prädiktive Modellierung von Epidemien schneller, genauer und proaktiver durchgeführt werden. Sie ermöglicht es Gesundheitsbeamten, fundierte Entscheidungen zu treffen, um die öffentliche Gesundheit zu schützen, die Ausbreitung von Krankheiten zu verhindern und Gesundheitskrisen besser zu bewältigen.

Die prädiktive Modellierung ist ein wertvolles Werkzeug im Werkzeugkasten der Gesundheitsfachkräfte, um die Herausforderungen von Epidemien zu bewältigen und zur Rettung von Leben beizutragen.

Globale Überwachung der öffentlichen Gesundheit

Die globale öffentliche Gesundheitsüberwachung ist ein entscheidender Bereich, um globale Gesundheitsbedrohungen wie Epidemien, Pandemien und neu auftretende Infektionskrankheiten zu erkennen, zu verhindern und darauf zu reagieren. Der Einsatz von künstlicher Intelligenz (KI) in der globalen Gesundheitsüberwachung bringt erhebliche Vorteile mit sich, da er die groß angelegte Datensammlung und -analyse, die Früherkennung von Ausbrüchen und die internationale Koordination der Bemühungen im Bereich der öffentlichen Gesundheit verbessert. Hier erfahren Sie, wie KI eine entscheidende Rolle in der globalen Gesundheitsüberwachung spielt :

- **Groß angelegte Datensammlung:** KI erleichtert das Sammeln, Aggregieren und Analysieren von Gesundheitsdaten aus zahlreichen und geografisch verteilten Quellen. Dazu gehören u. a. Krankheitsüberwachungssysteme, elektronische Patientenakten, staatliche Datenbanken, epidemiologische Berichte, soziale Medien und Gesundheitssensoren. Diese groß angelegte Datensammlung ermöglicht es, globale Gesundheitstrends besser zu verstehen und neu auftretende Gesundheitsprobleme zu erkennen.

- **Früherkennung von Epidemien :** KI wird eingesetzt, um epidemiologische Daten in Echtzeit zu analysieren

140

und die Vorboten eines neu auftretenden Ausbruchs frühzeitig zu erkennen. KI-gestützte Vorhersagemodelle können abnormale Trends und ungewöhnliche Muster in den Daten erkennen, was eine frühzeitige Erkennung potenzieller Ausbrüche ermöglicht.

- **Überwachung internationaler Reisen:** KI kann große **internationale** Reisen wie Flugreisen überwachen, um das Risiko einer schnellen Ausbreitung von Krankheiten zwischen Ländern zu erkennen. Dadurch können Gesundheitsmanager vorbeugende Maßnahmen ergreifen, um die grenzüberschreitende Ausbreitung von Krankheiten einzudämmen.

- **Geospatial Analysis:** Die KI nutzt Geolokalisierungsdaten, um die Ausbreitung von Krankheiten zu kartieren, Gebiete mit hohem Risiko zu identifizieren und die Wirksamkeit der eingeführten Kontrollmaßnahmen zu bewerten.

- **Überwachung sozialer Medien:** Mithilfe von KI werden soziale Medien und Online-Plattformen überwacht, um Erwähnungen von Krankheitssymptomen, Warnsignale und potenzielle Gerüchte über Probleme der öffentlichen Gesundheit schnell zu erkennen.

- **Internationale Zusammenarbeit:** Die KI erleichtert die Zusammenarbeit und den Informationsaustausch zwischen Gesundheitsbehörden auf der ganzen Welt. Sie ermöglicht eine schnelle und effektive Koordination der Bemühungen zur Prävention, Kontrolle und Reaktion auf globale Gesundheitsbedrohungen.

- **Vorbereitung auf Gesundheitskrisen:** KI wird eingesetzt, um Ausbruchszenarien zu simulieren und die Wirksamkeit von Reaktionsstrategien zu bewerten. Dies ermöglicht eine bessere Vorbereitung auf Gesundheitskrisen und die Entwicklung geeigneter Reaktionspläne.

Mithilfe der KI-gestützten globalen Überwachung der öffentlichen Gesundheit können Gesundheitsmanager globale Gesundheitstrends besser verstehen, neu auftretende Epidemien frühzeitig erkennen, internationale Bemühungen im Bereich der öffentlichen Gesundheit koordinieren und sich besser auf Gesundheitskrisen vorbereiten. KI bietet eine einzigartige Möglichkeit, die globale Überwachung der öffentlichen Gesundheit zu stärken, die Reaktion auf globale Gesundheitsnotfälle zu verbessern und die Gesundheit und das Wohlergehen der Menschen auf internationaler Ebene zu schützen.

Intervention und Reaktion auf Epidemien

Die Intervention und Reaktion auf Ausbrüche sind wichtige Schritte, um die Ausbreitung von Infektionskrankheiten einzudämmen und ihre Auswirkungen auf die öffentliche Gesundheit zu minimieren. Der Einsatz von künstlicher Intelligenz (KI) bei der Intervention und Reaktion auf Ausbrüche bietet zahlreiche Vorteile, darunter Früherkennung, effizientes Ressourcenmanagement, strategische Planung und schnelle Koordination der Bemühungen im Bereich der öffentlichen Gesundheit. Im Folgenden wird erläutert, wie KI eine Schlüsselrolle bei der Intervention und Reaktion auf Epidemien spielt :

- **Früherkennung von** Epidemien: Durch die Echtzeitanalyse epidemiologischer Daten ermöglicht die KI die Früherkennung neu auftretender Epidemien.

Machine-Learning-Algorithmen können abnormale Trends und ungewöhnliche Muster in den Daten erkennen und so die Gesundheitsbehörden vor einem möglichen Ausbruch warnen.

- **Ressourcenmanagement:** KI kann helfen, das Ressourcenmanagement während einer Epidemie zu optimieren. Sie kann die Anzahl der zukünftigen Fälle, den Bedarf an Krankenhausbetten, Medikamenten, persönlicher Schutzausrüstung usw. vorhersagen, sodass die Gesundheitsbehörden die Ressourcen effizienter planen und verteilen können.

- **Identifizierung von Seuchenausbrüchen:** Die KI nutzt die geospatiale Analyse, um geografische Gebiete zu identifizieren, in denen Seuchenausbrüche auftreten. Dadurch können Interventionen im Bereich der öffentlichen Gesundheit gezielt in diesen Hochrisikogebieten eingesetzt werden.

- **Verfolgung von Kontakten:** Mithilfe von AI können die Kontakte von bestätigten Fällen einer Infektionskrankheit verfolgt werden, was die schnelle Erkennung neuer Fälle und die Durchführung gezielter Quarantänemaßnahmen erleichtert.

- **Modellierung der Ausbreitung der Epidemie:** Die KI kann die Ausbreitung der Epidemie anhand aktueller und vergangener epidemiologischer Daten modellieren. So lässt sich vorhersagen, wie sich der Ausbruch in den nächsten Tagen und Wochen entwickeln könnte, was den Gesundheitsbeamten dabei hilft, fundierte Entscheidungen zu treffen.

- **Fundierte Entscheidungsfindung:** KI liefert Fakten und gründliche Analysen, damit Entscheidungsträger fundierte Entscheidungen darüber treffen können, welche Maßnahmen im Bereich der öffentlichen Gesundheit zur Eindämmung der Epidemie ergriffen werden sollten.

- **Kommunikation und Sensibilisierung:** Die KI kann genutzt werden, um aktuelle Informationen über den Ausbruch, die Präventionsmaßnahmen und die verfügbaren Ressourcen zu verbreiten. Dies hilft, das Bewusstsein der Öffentlichkeit zu schärfen und die Zusammenarbeit bei der Bekämpfung der Epidemie zu fördern.

- **Überwachung der Reaktion:** Mithilfe von KI kann die Wirksamkeit der umgesetzten Maßnahmen im Bereich der öffentlichen Gesundheit überwacht werden, und die Gesundheitsbeamten erhalten Echtzeit-Feedback, sodass die Reaktionsstrategien bei Bedarf schnell angepasst werden können.

Durch die Kombination von KI mit dem Fachwissen von Gesundheitsfachkräften können Interventionen und Reaktionen auf Ausbrüche schneller, präziser und besser auf die gesundheitlichen Herausforderungen, denen sich die Bevölkerung gegenübersieht, abgestimmt werden. KI bietet wertvolle Unterstützung bei der Bewältigung von Gesundheitskrisen und trägt dazu bei, Leben zu retten, indem sie eine effektivere und koordinierte Reaktion auf Epidemien ermöglicht. Es ist jedoch wichtig zu beachten, dass KI ein ergänzendes Werkzeug ist und menschliches Fachwissen bei der Entscheidungsfindung und Umsetzung von Maßnahmen im Bereich der öffentlichen Gesundheit nicht ersetzen kann.

Herausforderungen der KI-gestützten epidemiologischen Überwachung

Die epidemiologische Überwachung auf der Grundlage von künstlicher Intelligenz (KI) bietet viele Vorteile, steht aber auch vor großen Herausforderungen. Hier sind einige der wichtigsten Herausforderungen der KI-gestützten epidemiologischen Überwachung :

- **Qualität   der Daten :** Die Datenqualität ist für eine effektive epidemiologische Überwachung von entscheidender Bedeutung. Die KI ist auf genaue, vollständige und zuverlässige Daten angewiesen, um relevante Analysen und Vorhersagen zu erstellen. Epidemiologische Daten können jedoch manchmal unvollständig, voreingenommen oder fehlerhaft sein, was die Zuverlässigkeit der Ergebnisse der KI beeinträchtigen kann.

- **Schutz der Privatsphäre:** Die KI-gestützte epidemiologische Überwachung beinhaltet häufig die Sammlung und Analyse großer Mengen persönlicher Gesundheitsdaten. Es ist von entscheidender Bedeutung, den Schutz der Privatsphäre von Einzelpersonen zu gewährleisten und gleichzeitig die Nutzung der Daten für Zwecke der öffentlichen Gesundheit zu ermöglichen.

- **Modellkomplexität:** KI-Modelle, die für die epidemiologische Überwachung verwendet werden, können komplex sein und erfordern spezielle Fachkenntnisse für ihre Entwicklung und Interpretation. Die Komplexität der Modelle kann ihre Verwendung für Gesundheitsfachkräfte und Entscheidungsträger, die mit KI nicht vertraut sind, schwierig machen.

- **Mangel an Daten :** In einigen Regionen der Welt, insbesondere in Entwicklungsländern, kann es einen Mangel an verfügbaren epidemiologischen Daten geben, die in die KI-Modelle einfließen können. Dies kann die Wirksamkeit der KI-gestützten epidemiologischen Überwachung in diesen Regionen einschränken.

- **Interpretierbarkeit der Ergebnisse:** KI-Modelle, wie z. B. tiefe neuronale Netze, können schwer zu interpretieren sein. Es ist oft schwer zu verstehen, wie genau die KI eine Entscheidung getroffen oder ein Ergebnis produziert hat, was ein Hindernis für die Akzeptanz und den Einsatz von KI in der epidemiologischen Überwachung darstellen kann.

- **Finanzielle und technologische Ressourcen:** Die Umsetzung der KI-gestützten epidemiologischen Überwachung kann erhebliche finanzielle und technologische Ressourcen erfordern. Nicht alle Regionen der Welt verfügen über die notwendigen Mittel, um diese Technologien vollständig zu übernehmen und einzusetzen.

- **Integration in bestehende Gesundheitssysteme :** Die Integration von KI in bestehende Gesundheitssysteme kann eine Herausforderung darstellen, vor allem in Gesundheitseinrichtungen, die noch nicht bereit sind, diese neuen Technologien vollständig zu übernehmen.

- **Schnelle Reaktion auf Ausbrüche :** Obwohl KI bei der Erkennung neu auftretender Epidemien helfen kann, ist es entscheidend, dass schnell und effektiv gehandelt werden kann, um die Ausbreitung der Krankheit zu kontrollieren. KI muss in Verbindung mit einer effektiven Koordination von Gesundheitssystemen und Gesundheitsbehörden eingesetzt werden, um eine schnelle Reaktion zu gewährleisten.

Trotz dieser Herausforderungen bietet die Integration von KI in die epidemiologische Überwachung ein enormes Potenzial, um die Früherkennung von Ausbrüchen, das Ressourcenmanagement und die strategische Planung zu verbessern. Durch die Überwindung dieser Herausforderungen kann KI zu einem wertvollen Instrument bei der Bekämpfung von Infektionskrankheiten werden und zur Verbesserung der öffentlichen Gesundheit auf globaler Ebene beitragen. Es ist jedoch wichtig, KI-gestützte Ansätze weiterhin kontinuierlich zu evaluieren und zu verbessern, um ihre Wirksamkeit und Nützlichkeit in der Praxis des öffentlichen Gesundheitswesens zu gewährleisten.

Vorbereitung auf künftige Pandemien

Die Vorbereitung auf künftige Pandemien hat für Gesundheitsbeamte und Entscheidungsträger auf der ganzen Welt höchste Priorität. Künstliche Intelligenz (KI) spielt bei dieser Vorbereitung eine entscheidende Rolle, indem sie die Fähigkeiten zur Früherkennung, zur schnellen Reaktion und zur effizienten Verwaltung von Ressourcen stärkt. So kann KI bei der Vorbereitung auf künftige Pandemien helfen :

- **Fortschrittliche epidemiologische Überwachung:** KI ermöglicht eine fortschrittliche epidemiologische Überwachung, indem sie epidemiologische Daten aus mehreren Quellen in Echtzeit analysiert. Durch die schnelle Erkennung von Frühwarnsignalen kann KI dazu beitragen, neu auftretende Epidemien zu erkennen und vorherzusagen, bevor sie außer Kontrolle geraten.

- **Vorausschauende Modellierung:** KI kann die potenzielle Ausbreitung einer Pandemie anhand von historischen und epidemiologischen Echtzeitdaten modellieren. Dadurch können Entscheidungsträger potenzielle Ausbreitungsmuster besser verstehen und den Bedarf an Ressourcen und Interventionen antizipieren.

- **Simulation von Szenarien :** Mithilfe von KI können Ausbruchszenarien simuliert werden, um besser zu verstehen, wie sich eine Pandemie entwickeln könnte und welche Maßnahmen im Bereich der öffentlichen Gesundheit am effektivsten wären, um ihr zu begegnen. Dies hilft, gut informierte Einsatzpläne zu erstellen und die Folgen verschiedener Maßnahmen vorherzusehen.

- **Entwicklung von Impfstoffen und Behandlungen :** KI kann den Prozess der Entdeckung und Entwicklung neuer Impfstoffe und Behandlungsmethoden beschleunigen, indem sie große Mengen an wissenschaftlichen Daten schnell analysiert und potenzielle Zielstrukturen für Medikamente identifiziert.

- **Überwachung internationaler Reisen:** KI kann **internationale** Reisen und Flugreisen überwachen, um potenzielle Risiken für eine schnelle Ausbreitung von Krankheiten zwischen Ländern zu erkennen. Dies hilft bei der Einführung von Grenzkontrollmaßnahmen, um die Ausbreitung der Pandemie einzudämmen.

- **Kommunikation und Bewusstseinsbildung:** KI kann eingesetzt werden, um schnell aktuelle Informationen über die Pandemie, Präventionsmaßnahmen und verfügbare Ressourcen zu verbreiten. Dies hilft, das Bewusstsein der

Öffentlichkeit zu erhöhen und verantwortungsbewusstes Verhalten zu fördern.

- **Koordinierung internationaler Bemühungen:** Die IA erleichtert die internationale Koordinierung der Bemühungen im Bereich der öffentlichen Gesundheit, indem sie den schnellen Austausch von Informationen und Daten zwischen den Ländern ermöglicht. Dies ermöglicht eine koordiniertere und effektivere Reaktion auf Pandemien, die Grenzen überschreiten.

- **Ausbildung und Vorbereitung von Gesundheitsfachkräften:** Mithilfe von KI können Online-Schulungsprogramme und Simulationen entwickelt werden, um Gesundheitsfachkräfte auf den Umgang mit einer Pandemie vorzubereiten. Dies hilft, die Fähigkeiten und das Wissen zu stärken, die notwendig sind, um den Herausforderungen einer Pandemie zu begegnen.

Indem wir die Gesundheitssysteme mithilfe von KI vorbereiten und Strategien für eine frühzeitige Reaktion entwickeln, können wir besser auf künftige Pandemien vorbereitet sein. KI bietet eine einzigartige Möglichkeit, die Vorbereitung, Früherkennung und das Management von Pandemien zu verbessern und so zum Schutz der öffentlichen Gesundheit und zur Rettung von Leben bei künftigen Gesundheitskrisen beizutragen. Weitere Investitionen in die Forschung und Entwicklung von KI im Bereich der öffentlichen Gesundheit sind jedoch von entscheidender Bedeutung, um ihre Vorteile bei der Vorbereitung auf künftige Pandemien zu maximieren.

Ausblick auf die Zukunft :
Die Weiterentwicklung der epidemiologischen Überwachung durch KI

Die Zukunftsaussichten für die Weiterentwicklung der epidemiologischen Überwachung durch künstliche Intelligenz (KI) sind sehr vielversprechend. KI wird weiterhin eine entscheidende Rolle bei der Vorbereitung, Früherkennung, schnellen Reaktion und Bewältigung künftiger Pandemien sowie bei der allgemeinen Verbesserung der öffentlichen Gesundheit spielen. Hier sind einige Schlüsselbereiche, in denen KI signifikante Verbesserungen in der epidemiologischen Überwachung bewirken könnte :

- **Bessere Vorhersagemodelle :** Die KI-Modelle, die zur Vorhersage der Ausbreitung von Epidemien verwendet werden, werden immer ausgefeilter sein und mehr Variablen und Risikofaktoren berücksichtigen. Die Integration von Daten aus zahlreichen Quellen wie Umweltdaten, sozialen Netzwerken, tragbaren Gesundheitssensoren usw. wird zu genaueren Vorhersagen in Echtzeit führen.

- **Nutzung unstrukturierter Daten :** Mithilfe von KI wird es möglich sein, unstrukturierte Daten wie medizinische Texte, Bilder und Videos besser zu nutzen, um die epidemiologische Überwachung zu bereichern. Beispielsweise könnte die Analyse von Röntgenbildern dazu beitragen, spezifische Merkmale von Infektionskrankheiten schnell zu erkennen.

- **Echtzeitüberwachung:** KI wird die Einrichtung von Echtzeitüberwachungssystemen erleichtern, in denen epidemiologische Daten kontinuierlich gesammelt und analysiert werden, sodass neu auftretende Epidemien noch schneller erkannt werden können und eine schnellere Reaktion möglich ist.

- **Konversations-KI und Chatbots:** Konversations-KI, wie Chatbots, könnte eingesetzt werden, um Einzelpersonen personalisierte Informationen und Ratschläge zu Präventionsmaßnahmen, zu beobachtenden Symptomen, Screening-Zentren usw. zu geben. Dies würde dazu beitragen, das Bewusstsein der Öffentlichkeit zu stärken und Fragen schnell zu beantworten.

- **Bessere Datenintegration :** KI wird die Integration von Daten aus verschiedenen Gesundheitssystemen und heterogenen Quellen erleichtern. Dies wird eine umfassendere Analyse von Epidemien ermöglichen, indem epidemiologische Trends identifiziert werden, die geografische und institutionelle Grenzen überschreiten.

- **Einsatz von Reinforcement Learning :** Reinforcement Learning könnte zur Optimierung von Maßnahmen im Bereich der öffentlichen Gesundheit angewendet werden, indem verschiedene Strategien getestet und die Maßnahmen anhand der Ergebnisse kontinuierlich angepasst werden.

- **Präzisionsmedizin:** KI wird einen stärker personalisierten Ansatz für die Gesundheit ermöglichen, bei dem Einzelpersonen Gesundheitsempfehlungen auf der Grundlage ihrer genetischen Merkmale, ihrer Krankengeschichte und ihres Lebensstils erhalten, was dazu beitragen könnte, Krankheiten effektiver zu verhindern und zu bewältigen.

- **Kollektive Intelligenz:** KI kann auch die Zusammenarbeit zwischen Gesundheitsexperten auf der ganzen Welt erleichtern, indem sie den schnellen Austausch von Daten, Modellen und Interventionsstrategien ermöglicht, um globale Epidemien zu bewältigen.

Um diese Zukunftsaussichten vollständig zu verwirklichen, müssen jedoch Herausforderungen bewältigt werden, wie z. B. Datenschutz und Datensicherheit, Interpretierbarkeit von Modellen, Akzeptanz durch Angehörige der Gesundheitsberufe und die breite Öffentlichkeit sowie ein gerechter Zugang zu KI-Technologien auf der ganzen Welt. Durch Investitionen in Forschung, Ausbildung und Infrastruktur können wir KI zu einem mächtigen Werkzeug machen, um die epidemiologische Überwachung zu verbessern und unsere Fähigkeit zu stärken, zukünftige Herausforderungen im Bereich der öffentlichen Gesundheit zu bewältigen.

Algorithmen retten Leben:
Wie die KI die medizinische Notaufnahme revolutioniert

Einführung in medizinische Notfälle und KI

Die Einführung von künstlicher Intelligenz (KI) im Bereich der medizinischen Notfälle verspricht, die Art und Weise, wie Patienten in kritischen Situationen versorgt werden, zu revolutionieren. Medizinische Notfälle sind Situationen, in denen ein schnelles und präzises medizinisches Eingreifen unerlässlich ist, um das Leben und die Gesundheit der Patienten zu erhalten. KI kann eine Schlüsselrolle bei der Verbesserung des Managements medizinischer Notfälle spielen, indem sie medizinischem Fachpersonal schnelle und präzise Unterstützung bietet und die Ergebnisse für die Patienten verbessert. Hier sind einige Schlüsselaspekte für die Einführung von KI in medizinischen Notfällen :

- **Früherkennung von Notfällen:** Mithilfe von KI können die Vitalzeichen von Patienten wie Herzfrequenz, Blutdruck, Temperatur usw. in Echtzeit analysiert werden, um frühzeitig Warnsignale für medizinische Notfälle zu erkennen. Dies ermöglicht ein frühzeitiges Eingreifen und könnte dazu beitragen, schwerwiegende Komplikationen zu verhindern.

- **Vorhersage von Ergebnissen:** KI kann eingesetzt werden, um die Ergebnisse von Patienten in Notfallsituationen vorherzusagen, indem Vorhersagemodelle verwendet werden, die auf früheren medizinischen Daten basieren. Dies kann Gesundheitsfachkräften dabei helfen, fundierte Entscheidungen über Behandlungen und Interventionen zu treffen.

- **Diagnosehilfe:** KI kann als Diagnosehilfe in medizinischen Notfällen eingesetzt werden, indem sie Patientendaten analysiert und Vorschläge zu möglichen Ursachen für die präsentierten Symptome macht. Dies kann Ärzten helfen, schneller und genauer eine Diagnose zu stellen.

- **Optimierung der Triage:** KI kann zur Optimierung der Triage von Patienten in Notaufnahmen eingesetzt werden, indem sie die kritischsten Patienten identifiziert, die sofortige Aufmerksamkeit benötigen, und dabei hilft, Ressourcen entsprechend der Schwere der Fälle zuzuweisen.

- **Unterstützung bei medizinischen Verfahren:** KI kann eingesetzt werden, um Ärzte bei komplexen medizinischen Verfahren wie Intubation oder Katheterisierung zu unterstützen, indem sie Echtzeitinformationen über die Position und Ausrichtung medizinischer Instrumente liefert.

- **Unterstützung der Entscheidungsfindung:** KI kann eingesetzt werden, um Ärzten Empfehlungen zu geben, die auf spezifischen Patientendaten und bewährten medizinischen Verfahren basieren. Dies kann Ärzten helfen, während Notfällen schnelle und fundierte Entscheidungen zu treffen.

- **Ausbildung und Simulation:** KI kann zur Entwicklung von Simulationen für medizinische Notfälle eingesetzt werden, sodass Gesundheitsfachkräfte in einer sicheren und kontrollierten Umgebung den Umgang mit kritischen Situationen üben können.

- **Kommunikation und Koordination:** KI kann die Kommunikation und Koordination zwischen den verschiedenen Mitgliedern des medizinischen Teams während eines Notfalls erleichtern, indem sie in Echtzeit Informationen über den Zustand des Patienten und die ergriffenen Maßnahmen liefert.

Die Einführung von KI in medizinischen Notfällen hat das Potenzial, die Art und Weise, wie wir mit Notfallsituationen umgehen, zu verändern und die Versorgung der Patienten zu verbessern, wenn sie diese am dringendsten benötigen. Es ist jedoch wichtig zu beachten, dass KI die medizinischen Fachkräfte nicht ersetzt, sondern ihnen bei der Entscheidungsfindung und beim Notfallmanagement hilft und sie unterstützt. KI ist ein mächtiges Werkzeug, das bei verantwortungsvollem Einsatz die Qualität der Notfallversorgung erheblich verbessern und Leben retten kann.

Früherkennung von medizinischen Notfällen

Die Früherkennung von medizinischen Notfällen ist ein entscheidender Aspekt der Gesundheitsfürsorge, da sie ein schnelles und angemessenes Eingreifen ermöglicht, um das Leben und die Gesundheit der Patienten zu erhalten. Die Einführung von künstlicher Intelligenz (KI) in diesem Bereich hat das Potenzial, die Früherkennung von medizinischen Notfällen erheblich zu verbessern, indem Patientendaten in Echtzeit analysiert und Frühwarnsignale identifiziert werden. Hier sind einige Möglichkeiten, wie KI zur Früherkennung von medizinischen Notfällen beitragen kann:

• **Analyse von Vitalzeichen:** Die KI kann die Vitalzeichen von Patienten, wie Herzfrequenz, Blutdruck, Temperatur und Sauerstoffsättigung, in Echtzeit analysieren. Sie kann abnormale Veränderungen der Vitalzeichen erkennen, die auf einen kritischen Zustand hindeuten könnten, was ein schnelles Eingreifen ermöglicht.

• Kontinuierliche **Datenverarbeitung:** Die KI ist in der Lage, große Datenmengen von medizinischen Monitoren, tragbaren Sensoren und anderen Quellen kontinuierlich zu verarbeiten. Dies ermöglicht eine kontinuierliche Überwachung der Patienten, was für die schnelle Erkennung von Veränderungen des Gesundheitszustands von entscheidender Bedeutung ist.

• **Prädiktive Modellierung:** KI kann prädiktive Modelle auf der Grundlage früherer medizinischer Daten verwenden, um das Risiko von Komplikationen oder Verschlechterungen bei einem bestimmten Patienten vorherzusagen. Dies hilft dem Gesundheitspersonal, vorbeugende Maßnahmen zu ergreifen, um Notfälle zu vermeiden.

• **Erkennung von Trends:** KI kann langfristige Trends in Patientendaten erkennen, z. B. eine allmähliche Verschlechterung des Gesundheitszustands. Diese Früherkennung von allmählichen Veränderungen kann entscheidend sein, um medizinische Notfälle zu verhindern.

• **Identifikation komplexer Muster :** Die KI kann komplexe und subtile Muster in den Patientendaten identifizieren, die auf einen bevorstehenden Notfall hinweisen könnten. Diese Muster können für Menschen schwer zu erkennen sein, aber die KI kann sie schnell identifizieren.

• **Integration heterogener Daten:** KI kann heterogene Daten aus verschiedenen Quellen integrieren, einschließlich elektronischer Krankenakten, medizinischer Bilder und genetischer Informationen. Dieser ganzheitliche Ansatz ermöglicht es, den Gesundheitszustand eines Patienten besser zu verstehen und potenzielle Risiken zu antizipieren.

- **Präventive Warnungen:** KI kann präventive Warnungen für Gesundheitsfachkräfte erzeugen, wenn die Daten eines Patienten auf eine bevorstehende Verschlechterung hindeuten. Dadurch können Ärzte und Krankenpfleger schnell eingreifen und Notfallversorgung leisten, bevor sich die Situation verschlechtert.

- **Nutzung von Echtzeitdaten:** Die KI kann Echtzeitdaten nutzen, um medizinische Notfälle zu erkennen, sobald sie eintreten. Dies ist besonders in Notfallsituationen wichtig, in denen jede Minute zählt.

Durch die Integration von KI in die Früherkennung von medizinischen Notfällen können medizinische Fachkräfte wertvolle Unterstützung erhalten, um schnelle und fundierte Entscheidungen zu treffen. Dies kann in kritischen Situationen Leben retten und die Ergebnisse für die Patienten verbessern. Es ist jedoch wichtig zu beachten, dass KI verantwortungsvoll und ergänzend zum menschlichen medizinischen Fachwissen eingesetzt werden muss, da sie das klinische Urteilsvermögen der Angehörigen der Gesundheitsberufe nicht ersetzen kann.

Sortieren und Zuweisen von Ressourcen

Triage und Ressourcenzuweisung sind wesentliche Bestandteile des medizinischen Notfallmanagements, insbesondere in Krisensituationen, in denen die Ressourcen möglicherweise begrenzt sind. Die Einführung von künstlicher Intelligenz (KI) in diesem Bereich bietet Möglichkeiten zur Verbesserung der Effizienz und

Genauigkeit der Triage sowie zur Optimierung der Ressourcenzuteilung, um den Bedürfnissen der Patienten effektiver gerecht zu werden. Hier erfahren Sie, wie KI bei der Triage und Ressourcenzuteilung helfen kann :

- **Frühe und genaue Triage:** KI kann dabei helfen, den Schweregrad von Patienten schnell und genau einzuschätzen, sobald sie in der Notaufnahme eintreffen. Durch die Analyse der Vitalzeichen, Symptome und Krankengeschichte der Patienten kann die KI die Patienten nach Dringlichkeit und Behandlungspriorität einordnen.

- **Personalisierter Triage-Algorithmus:** Die KI kann personalisierte Triage-Algorithmen verwenden, die die individuellen Merkmale jedes Patienten berücksichtigen, um den Schweregrad seines Gesundheitszustands einzuschätzen. Dadurch kann die Triage an die spezifischen Bedürfnisse jedes einzelnen Patienten angepasst werden.

- **Vorhersage des Schweregrads:** KI kann den wahrscheinlichen Schweregrad des Gesundheitszustands eines Patienten auf der Grundlage früherer medizinischer Daten und Vorhersagemodelle vorhersagen. Dadurch können Gesundheitsexperten fundierte Entscheidungen über die Ressourcenzuteilung treffen, indem sie den zukünftigen Bedarf voraussehen.

- **Ressourcenoptimierung:** KI kann dabei helfen, die Zuweisung von Ressourcen je nach Schweregrad der Fälle zu optimieren. Beispielsweise kann sie dabei helfen zu bestimmen, welche Patienten sofort ins Krankenhaus eingeliefert werden müssen, welche Patienten ambulant behandelt werden können und welche Patienten zu Hause betreut werden können.

- **Gerechtigkeit bei der Ressourcenallokation:** KI kann eingesetzt werden, um eine gerechte Ressourcenallokation zu gewährleisten, indem die Bedürfnisse aller Patienten unabhängig von ihrer sozialen Herkunft, ihrer Rasse oder ihrem wirtschaftlichen Status berücksichtigt werden.

- **Verwaltung der Bettenverfügbarkeit:** KI kann dabei helfen, die Verfügbarkeit von Krankenhausbetten in Echtzeit zu verwalten, indem sie den zukünftigen Bedarf vorhersagt und den Patientenfluss optimiert, um Engpässe zu vermeiden.

- **Vorhersage der benötigten Ressourcen:** KI kann die benötigten medizinischen Ressourcen auf der Grundlage der Schwere der Fälle und epidemiologischer Trends vorhersagen. Dies ermöglicht eine proaktive Planung und eine effiziente Nutzung der Ressourcen.

- **Dynamische Neuzuteilung von Ressourcen:** KI kann bei der dynamischen Neuzuteilung von Ressourcen entsprechend den sich ändernden Bedürfnissen der Patienten helfen. Beispielsweise kann sie dabei helfen, medizinisches Personal oder Geräte in Echtzeit neu zuzuweisen, um auf kritische Notfälle zu reagieren.

Durch den Einsatz von KI zur Triage und Ressourcenzuweisung können Gesundheitseinrichtungen die Patientenversorgung in Notfallsituationen verbessern, die Nutzung begrenzter Ressourcen optimieren und die klinischen Ergebnisse verbessern. Es ist jedoch wichtig zu beachten, dass KI verantwortungsvoll und ethisch korrekt eingesetzt werden muss, wobei zu bedenken ist, dass die endgültige Entscheidung immer von Gesundheitsfachkräften getroffen werden muss, die den spezifischen Kontext und den Zustand des Patienten berücksichtigen. KI ist ein mächtiges Werkzeug, das, wenn es sinnvoll eingesetzt wird, zur Verbesserung der Gesundheitsversorgung in Notfallsituationen beitragen kann.

Verbesserung der Wirksamkeit von Notfallprotokollen

Die Einführung von künstlicher Intelligenz (KI) in medizinische Notfallprotokolle verspricht eine erhebliche Verbesserung ihrer Effizienz, was zu günstigeren klinischen Ergebnissen für die Patienten und einer besseren Nutzung der medizinischen Ressourcen führen kann. Im Folgenden wird erläutert, wie KI dazu beitragen kann, die Effizienz von Notfallprotokollen zu verbessern:

- **Schnelle Datenanalyse :** Die KI kann große Datenmengen aus verschiedenen Quellen schnell analysieren, darunter Vitalzeichen von Patienten, Laborergebnisse, medizinische Bilder und elektronische Krankenakten. Mithilfe ausgefeilter Algorithmen kann die KI relevante Informationen in Echtzeit extrahieren, was eine schnelle Einschätzung des Zustands des Patienten ermöglicht.

- **Diagnosehilfe:** KI kann Ärzten wertvolle Hilfe leisten, indem sie auf der Grundlage der Patientendaten und der präsentierten Symptome mögliche Diagnosen vorschlägt. Dadurch sparen Ärzte Zeit bei der Erstellung einer Diagnose und können schnell mit der entsprechenden Behandlung beginnen.

- **Fundierte Entscheidungsfindung:** Durch die Verwendung von Vorhersagemodellen, die auf früheren medizinischen Daten basieren, kann KI Ärzten helfen, fundierte Entscheidungen über Behandlungen und Eingriffe zu treffen. Dadurch kann die Patientenversorgung optimiert werden.

- **Optimierung der Triage:** KI kann dabei helfen, die Triage von Patienten zu optimieren, sobald sie in der Notaufnahme ankommen, indem sie den Schweregrad ihres Gesundheitszustands schnell einschätzt. Dadurch können Ressourcen entsprechend der Dringlichkeit des jeweiligen Falles zugewiesen werden, was die Effizienz der Patientenversorgung insgesamt erhöht.

- **Unterstützung während medizinischer Verfahren:** KI kann als Hilfsmittel während komplexer medizinischer Verfahren wie Intubation oder Chirurgie eingesetzt werden, indem sie in Echtzeit Informationen über die Position und Ausrichtung medizinischer Instrumente liefert.

- **Management der Bettenverfügbarkeit:** KI kann den zukünftigen Bedarf an Krankenhausbetten auf der Grundlage von epidemiologischen Trends und Patientendaten vorhersagen. Dies ermöglicht ein besseres Management der Bettenverfügbarkeit und eine Optimierung der Patientenströme.

- **Früherkennung von Komplikationen :** KI kann bei Patienten frühzeitig Warnzeichen für Komplikationen erkennen, was ein rasches Eingreifen ermöglicht, um schlimmere Gesundheitsprobleme zu verhindern.

- **Simulation und Training:** Mithilfe von KI können Simulationen medizinischer Notfälle entwickelt werden, in denen medizinisches Fachpersonal in einer sicheren und kontrollierten Umgebung den Umgang mit kritischen Situationen üben kann. Dies verbessert ihre Reaktionsfähigkeit und Vorbereitung auf reale Notfallsituationen.

Durch die Verbesserung der Effizienz von Notfallprotokollen kann die KI dazu beitragen, Leben zu retten und die Ergebnisse für Patienten in kritischen Situationen zu verbessern. Es ist jedoch wichtig zu beachten, dass KI die Fachkräfte des Gesundheitswesens nicht ersetzt, sondern ihnen bei der Entscheidungsfindung und dem Notfallmanagement hilft und sie unterstützt. KI ist ein mächtiges Werkzeug, das bei verantwortungsvollem Einsatz und in Ergänzung zum menschlichen medizinischen Fachwissen die Qualität der Notfallversorgung erheblich verbessern kann.

Integration von KI-Technologien in Krankenwagen

Die Integration von Technologien der künstlichen Intelligenz (KI) in Krankenwagen kann die Notfallversorgung verändern, indem sie die Früherkennung von medizinischen Notfällen verbessert, medizinische Fachkräfte unterstützt und die Nutzung medizinischer Ressourcen optimiert. Hier erfahren Sie, wie KI in Krankenwagen integriert werden kann, um die Notfallversorgung zu verbessern :

- **Echtzeitüberwachung:** Krankenwagen, die mit Geräten zur medizinischen Echtzeitüberwachung ausgestattet sind, können die Vitalzeichen der Patienten erfassen und diese Daten an ein KI-System weiterleiten. Die KI kann diese Daten in Echtzeit analysieren, um Warnzeichen für eine medizinische Notlage zu erkennen und das medizinische Team im Notfall zu alarmieren.

- **Diagnosehilfe:** KI kann als Diagnosehilfe in Krankenwagen eingesetzt werden. Durch die Analyse von Patientendaten kann die KI Vorschläge für mögliche Diagnosen und Behandlungsempfehlungen liefern und so dem medizinischen Personal helfen, während des Patiententransports fundierte Entscheidungen zu treffen.

- **Optimierung der Triage:** KI kann dabei helfen, die Triage von Patienten zu optimieren, sobald sie im Krankenwagen aufgenommen werden. Durch die schnelle Einschätzung des Schweregrads der Patienten kann die KI dem medizinischen Team helfen, die Ressourcen angemessen zuzuweisen, indem sie die kritischsten Patienten zuerst in die geeigneten Gesundheitseinrichtungen transportiert.

- **Informationsübertragung in Echtzeit:** Die KI kann die Übertragung wichtiger Informationen zwischen dem Krankenwagen und der Gesundheitseinrichtung am Zielort erleichtern. Beispielsweise kann die KI das Ärzteteam des Krankenhauses über den Zustand des Patienten und die bereits im Krankenwagen durchgeführten Maßnahmen informieren, was eine reibungslosere Versorgung nach der Ankunft im Krankenhaus ermöglicht.

- **Guidance während medizinischer Verfahren:** KI kann eingesetzt werden, um medizinische Fachkräfte während medizinischer Notfallverfahren wie Intubation oder Medikamentengabe mit Echtzeitinformationen zu versorgen. Dies kann dazu beitragen, die Genauigkeit und Sicherheit dieser kritischen Verfahren zu verbessern.

- **Vorhersage des Ressourcenbedarfs:** KI kann für jeden Notfall die benötigten medizinischen

Ressourcen vorhersagen, sodass der Transport und die Aufnahme von Patienten in Gesundheitseinrichtungen besser geplant werden können.

- **Ausbildung und Simulation:** KI kann zur Entwicklung von Simulationen medizinischer Notfälle in Krankenwagen eingesetzt werden, sodass Gesundheitsfachkräfte in einer sicheren und kontrollierten Umgebung den Umgang mit kritischen Situationen üben können.

Die Integration von KI-Technologien in Krankenwagen kann zur Verbesserung der Notfallversorgung beitragen, indem medizinische Notfälle schneller erkannt werden, Gesundheitsfachkräfte während des Einsatzes unterstützt werden und medizinische Ressourcen optimal genutzt werden. Es muss jedoch unbedingt sichergestellt werden, dass diese Technologien verantwortungsvoll und ethisch vertretbar eingesetzt werden, wobei zu beachten ist, dass KI immer eine Ergänzung zum Fachwissen und klinischen Urteilsvermögen der Angehörigen der Gesundheitsberufe sein muss. KI bietet ein erhebliches Potenzial zur Verbesserung der Notfallversorgung und zur Rettung von Leben, sie muss jedoch mit Umsicht und unter Beachtung ethischer Grundsätze und der Patientensicherheit eingesetzt werden.

Herausforderungen und Grenzen des Einsatzes von KI in medizinischen Notfällen

Der Einsatz von künstlicher Intelligenz (KI) in medizinischen Notfällen bietet viele Vorteile, ist aber auch mit einer Reihe von Herausforderungen und Einschränkungen verbunden, die für eine effektive und sichere Umsetzung berücksichtigt werden müssen. Hier einige der wichtigsten Herausforderungen und Grenzen :

- **Verlässlichkeit der Daten :** KI ist auf genaue und zuverlässige Daten angewiesen, um fundierte Entscheidungen treffen zu können. Wenn die eingehenden Daten unvollständig, fehlerhaft oder verzerrt sind, kann dies zu Fehlern in den Vorhersagen und Empfehlungen der KI führen, was in Notfallsituationen schwerwiegende Folgen haben kann.

- **Komplexität von Notfallsituationen:** Medizinische Notfallsituationen können komplex und vielfältig sein, und jeder Patient ist einzigartig. Für die KI kann es manchmal schwierig sein, die Vielfalt der Fälle zu bewältigen und in ungewöhnlichen oder unerwarteten Situationen angemessene Empfehlungen zu geben.

- **Rechenschaftspflicht und Entscheidungsfindung:** Obwohl KI Vorschläge und Vorhersagen auf der Grundlage von Daten aus der Vergangenheit liefern kann, liegt die letztendliche Verantwortung für die Entscheidungsfindung immer bei den Angehörigen der Gesundheitsberufe. Ärzte müssen daher in der Lage sein, die Gründe hinter den KI-Empfehlungen zu verstehen und unter Berücksichtigung des spezifischen klinischen Kontexts fundierte Entscheidungen zu treffen.

- **Integration in klinische Arbeitsabläufe:** Die Integration von KI in medizinische Notfälle kann erhebliche Änderungen an bestehenden klinischen Arbeitsabläufen erfordern. Es kann schwierig sein, neue Technologien einzuführen und sicherzustellen, dass sie nahtlos mit den bereits vorhandenen Gesundheitssystemen zusammenarbeiten.

- **Sicherheit der Daten :** Der Einsatz von KI in medizinischen Notfällen bedeutet, dass große Mengen an sensiblen Patientendaten gesammelt, gespeichert und verarbeitet werden. Es muss unbedingt sichergestellt werden, dass diese Daten sicher sind und vor Datenschutzverletzungen und Cyberangriffen geschützt werden.

- **Ausbildung und Kompetenzen: Angehörige der** Gesundheitsberufe müssen in der Anwendung von KI und der Interpretation der Ergebnisse angemessen geschult werden. Eine angemessene Schulung ist entscheidend, um den angemessenen Einsatz von KI in medizinischen Notfällen zu gewährleisten.

- **Ethik und Rechenschaftspflicht:** KI wirft ethische Fragen auf, insbesondere in Bezug auf die autonome Entscheidungsfindung und die Haftung für Fehler. Es muss unbedingt sichergestellt werden, dass die von der KI getroffenen Entscheidungen transparent, nachvollziehbar und fair sind.

- **Kosten und Zugänglichkeit:** Die Integration von KI in medizinische Notfälle kann eine erhebliche finanzielle Investition darstellen. Es muss sichergestellt werden, dass diese Technologien erschwinglich und für alle Gesundheitseinrichtungen zugänglich sind, auch für solche mit begrenzten Ressourcen.

Zusammenfassend lässt sich sagen, dass der Einsatz von KI in medizinischen Notfällen viele Möglichkeiten bietet, die Patientenversorgung zu verbessern und die Nutzung medizinischer Ressourcen zu optimieren. Es ist jedoch entscheidend, sich den Herausforderungen zu stellen und die Grenzen dieser Technologie zu berücksichtigen, um einen verantwortungsvollen und sicheren Einsatz zu gewährleisten. KI sollte als ergänzendes Instrument zur

Unterstützung von Gesundheitsfachkräften und zur Verbesserung klinischer Entscheidungen eingesetzt werden, darf aber niemals das klinische Urteilsvermögen und die medizinische Expertise des Menschen ersetzen.

Ausblick auf die Zukunft : Die Entwicklung medizinischer Notfälle durch KI

Die Zukunftsaussichten für den Einsatz von künstlicher Intelligenz (KI) in der medizinischen Notfallversorgung sind sehr vielversprechend. Die KI macht weiterhin schnelle Fortschritte und ihre Integration in die Notfallversorgung wird die Art und Weise, wie wir medizinische Notfälle verwalten und auf sie reagieren, voraussichtlich grundlegend verändern. Hier sind einige der wichtigsten Perspektiven für die Zukunft der KI in medizinischen Notfällen :

- **Verbesserte Früherkennung:** KI wird weiterhin eine entscheidende Rolle bei der Früherkennung von medizinischen Notfällen spielen, indem sie Patientendaten in Echtzeit analysiert, Frühwarnsignale erkennt und medizinisches Fachpersonal schnell alarmiert. Dies wird ein schnelleres und effektiveres Eingreifen ermöglichen, um Leben zu retten.

- **Personalisierte Pflege:** Die KI wird sich weiterentwickeln, um personalisierte Empfehlungen und Behandlungen auf der Grundlage der individuellen Merkmale jedes Patienten zu liefern. Durch den Einsatz von maschinellem Lernen und genetischen Daten wird die KI in der Lage sein, die Reaktion von Patienten auf bestimmte Behandlungen vorherzusagen und die Protokolle entsprechend anzupassen.

- **Vollständige Integration medizinischer Daten:** KI wird die vollständige Integration medizinischer Daten aus verschiedenen Quellen erleichtern, einschließlich elektronischer Krankenakten, medizinischer Geräte, tragbarer Sensoren und genomischer Daten. Dies wird eine ganzheitlichere Sicht auf die Gesundheit des Patienten und eine bessere klinische Entscheidungsfindung ermöglichen.

- **Stärkung der medizinischen Ausbildung:** KI wird weiterhin für medizinische Simulationen und Schulungen eingesetzt werden, sodass Gesundheitsfachkräfte in realistischen und risikofreien Notfallszenarien trainieren können. Dies wird ihre Reaktionsfähigkeit und Vorbereitung verbessern, wenn sie mit realen Notfällen konfrontiert werden.

- **Telemedizin und Fernhilfe:** KI wird eine Ausweitung der Telemedizin in Notsituationen ermöglichen, indem sie medizinischem Personal in abgelegenen oder schlecht versorgten Gebieten Unterstützung bietet. KI-Systeme werden dabei helfen können, medizinische Notfälle aus der Ferne zu diagnostizieren und zu bewältigen.

- **Notfallprävention:** Durch die Analyse von Gesundheitsdaten in Echtzeit kann die KI zur Prävention von medizinischen Notfällen beitragen, indem sie Risikofaktoren bei Patienten identifiziert und geeignete Präventionsmaßnahmen ergreift.

- **Integration von Robotern in Notaufnahmen:** Intelligente Krankenpflegeroboter und autonome Geräte können in medizinische Notaufnahmen integriert werden, um den medizinischen Teams zusätzliche Unterstützung zu bieten und zur Patientenversorgung beizutragen.

- **Entwicklung von Notfallprotokollen:** Die KI wird sich weiterentwickeln, um die Effizienz von Notfallprotokollen zu verbessern, indem sie die Triage, das Ressourcenmanagement und die klinischen Entscheidungen optimiert.

Es ist jedoch wichtig zu beachten, dass die Einführung von KI in medizinischen Notfällen von ethischen Erwägungen, angemessenen Vorschriften und Garantien für die Patientensicherheit begleitet werden muss. Ein verantwortungsvoller und ethischer Einsatz von KI ist entscheidend, um die Vorteile zu maximieren und die potenziellen Risiken zu minimieren.

Zusammenfassend lässt sich sagen, dass die KI ein enormes Potenzial zur Verbesserung medizinischer Notfälle bietet, indem sie Früherkennung, fundierte Entscheidungsfindung und effizientes Ressourcenmanagement ermöglicht. Ihre schrittweise Integration in die Notfallversorgung verspricht, die klinischen Ergebnisse zu verbessern, Leben zu retten und die Art und Weise, wie wir auf medizinische Notfallsituationen reagieren, zu verändern.

KI in der medizinischen Forschung: Revolutionäre Entdeckungen und neue Horizonte

Einführung in die KI in der medizinischen Forschung

Die Einführung von künstlicher Intelligenz (KI) in die medizinische Forschung hat neue Perspektiven eröffnet und die Art und Weise, wie Wissenschaftler an die Entdeckung neuer Erkenntnisse in der Medizin herangehen, erheblich verändert. KI bietet leistungsfähige Werkzeuge, um große medizinische Datensätze zu analysieren, zu interpretieren und Schlussfolgerungen daraus zu ziehen, wodurch der Forschungsprozess beschleunigt und der Weg für neue medizinische Fortschritte geebnet wird. Hier eine Einführung in die wichtigsten Aspekte der KI in der medizinischen Forschung :

- **Maschinelles Lernen und Datenanalyse :** Maschinelles Lernen ist ein Zweig der KI, der es Computern ermöglicht, aus Daten zu lernen, ohne explizit programmiert zu werden. In der medizinischen Forschung kann maschinelles Lernen eingesetzt werden, um große Mengen medizinischer Daten wie medizinische Bilder, Genomsequenzen oder elektronische Krankenakten auf verborgene Muster und Beziehungen hin zu analysieren. Dadurch wird die Datenanalyse beschleunigt und es können neue Assoziationen zwischen biologischen Faktoren und Krankheiten identifiziert werden.

- **Entdeckung von Biomarkern:** Mithilfe von KI können Forscher neue Biomarker entdecken, d. h. spezifische biologische Indikatoren, die zur Diagnose, Vorhersage oder Überwachung des Verlaufs einer Krankheit verwendet werden können. Durch die Analyse großer Patientendatensätze kann die KI relevante Biomarker identifizieren, die die Genauigkeit von Diagnosen und Prognosen verbessern können.

- **Diagnose und Vorhersage von Krankheiten :** KI kann zur Entwicklung von Vorhersagemodellen eingesetzt werden, die Krankheiten diagnostizieren und vorhersagen können. Mithilfe von Algorithmen des maschinellen Lernens kann KI die Symptome, die Krankengeschichte und die Risikofaktoren von Patienten analysieren, um schnellere und präzisere Diagnosen zu stellen.

- **Entwicklung von Arzneimitteln :** KI kann den Prozess der Arzneimittelentwicklung beschleunigen, indem sie potenzielle therapeutische Ziele identifiziert und die Wirksamkeit von Arzneimitteln auf der Grundlage von genomischen und pharmakologischen Daten vorhersagt. Dadurch kann das Medikamentendesign optimiert und die Forschungskosten gesenkt werden.

- **Präzisionsmedizin:** KI spielt eine entscheidende Rolle in der Präzisionsmedizin, da sie es ermöglicht, Behandlungen auf die individuellen Merkmale der Patienten abzustimmen. Durch die Analyse von genetischen Profilen, medizinischen Daten und Reaktionen auf Behandlungen kann die KI gezieltere und wirksamere Therapien empfehlen.

- **Forschung im Bereich der medizinischen Bildgebung:** KI wird häufig bei der Analyse medizinischer Bilder wie Röntgenaufnahmen, MRTs und CTs eingesetzt. Machine-Learning-Algorithmen können dabei helfen, Anomalien automatisch zu erkennen und zu identifizieren, sodass Radiologen und Ärzte schnellere und präzisere Entscheidungen treffen können.

- **Management klinischer Studien:** KI kann zur Optimierung der Gestaltung und des Managements klinischer Studien eingesetzt werden, indem geeignete Patientenpopulationen für die Studien identifiziert, die Arzneimittelsicherheit überwacht und die Ergebnisse der Studien analysiert werden.

Zusammenfassend lässt sich sagen, dass die KI weitreichende Möglichkeiten in der medizinischen Forschung bietet, indem sie die Prozesse der Analyse, Entdeckung und Entscheidungsfindung beschleunigt. Sie ermöglicht Fortschritte in der Medizin, indem sie den Weg für neue Entdeckungen, genauere Diagnosen und wirksamere Behandlungen ebnet. Es ist jedoch wichtig zu betonen, dass KI verantwortungsvoll und ethisch korrekt eingesetzt werden muss, wobei stets zu beachten ist, dass die medizinische Forschung von ethischen Werten und den Grundsätzen der Patientensicherheit geleitet werden muss.

Analyse von Massendaten in der medizinischen Forschung

Die Analyse großer Datenmengen, auch bekannt als "Big Data", spielt dank der Integration von künstlicher Intelligenz (KI) und maschinellem Lernen eine entscheidende Rolle in der medizinischen Forschung. Technologische Fortschritte und der Zugang zu riesigen medizinischen Datensätzen haben der medizinischen Forschung neue Möglichkeiten eröffnet und es Wissenschaftlern ermöglicht, Krankheiten besser zu verstehen, neue Behandlungsmethoden zu entdecken und die Gesundheitsversorgung zu personalisieren. Hier sehen Sie, wie die Analyse großer Datenmengen in der medizinischen Forschung eingesetzt wird :

- **Entdeckung von Mustern und Korrelationen :** Die Big-Data-Analyse ermöglicht es, verborgene Muster und Korrelationen in riesigen medizinischen Datensätzen zu erkennen. Forscher können mehrere Variablen wie Symptome, Risikofaktoren, Testergebnisse, Krankengeschichten und genetische Daten analysieren, um signifikante Beziehungen zwischen verschiedenen Faktoren und Krankheiten zu finden.

- **Vorhersage und Prävention von Krankheiten:** Durch die Analyse großer Datenmengen können Forscher Vorhersagemodelle entwickeln, die das Risiko für die Entwicklung bestimmter Krankheiten bei Einzelpersonen vorhersagen. Dies ermöglicht einen präventiven Ansatz für die Gesundheit, indem Menschen mit hohem Risiko identifiziert und ihnen gezielte Interventionen angeboten werden, um die Entwicklung von Krankheiten zu verhindern.

- **Präzisionsmedizin:** Die Analyse von Massendaten ermöglicht es, Behandlungen auf die individuellen Merkmale der Patienten abzustimmen. Durch die Analyse der genetischen Daten und medizinischen Profile von Patienten können Forscher die für den Einzelnen am besten geeigneten Behandlungen ermitteln und so die Wirksamkeit von Therapien verbessern.

- **Identifizierung von Biomarkern:** Die Analyse von Massendaten kann dazu beitragen, neue Biomarker zu identifizieren, d. h. spezifische biologische Indikatoren, die mit bestimmten Krankheiten in Verbindung gebracht werden. Diese Biomarker können verwendet werden, um Krankheiten früher zu diagnostizieren, den Krankheitsverlauf zu überwachen und die Wirksamkeit von Behandlungen zu bewerten.

- **Forschung im Bereich der medizinischen Bildgebung:** Medizinische Bilder wie Scans, MRTs und Röntgenaufnahmen erzeugen große Datenmengen. Die Analyse dieser Bilder in großem Maßstab mithilfe von KI ermöglicht es, Anomalien automatisch zu erkennen, die Diagnose zu erleichtern und die Patientenversorgung zu verbessern.

- **Optimierung klinischer Studien:** Die Analyse großer Datenmengen ermöglicht es, das Design und die Verwaltung klinischer Studien zu optimieren. Forscher können schnell geeignete Patientenpopulationen für Studien identifizieren, die Auswahl der Teilnehmer verbessern und die Ergebnisse effizienter analysieren.

- **Öffentliche Gesundheit und Epidemiologie:** Die Analyse von Massendaten ist für die epidemiologische Überwachung von entscheidender Bedeutung, da sie die Früherkennung von Epidemien, die prädiktive Modellierung von Infektionskrankheiten und die Umsetzung wirksamer Maßnahmen im Bereich der öffentlichen Gesundheit ermöglicht.

Zusammenfassend lässt sich sagen, dass die Analyse von Massendaten ein wesentlicher Bestandteil der modernen medizinischen Forschung ist und es Forschern ermöglicht, KI und maschinelles Lernen zu nutzen, um wertvolle Informationen aus großen medizinischen Datensätzen zu extrahieren. Dieser revolutionäre Ansatz trägt zum

Fortschritt der Medizin bei, indem er ein tieferes Verständnis von Krankheiten, eine personalisierte Pflege und insgesamt bessere Ergebnisse für die Patienten ermöglicht. Es muss jedoch sichergestellt werden, dass diese Analyse auf verantwortungsvolle, ethische Weise und unter Einhaltung der Datenschutzstandards für medizinische Daten durchgeführt wird.

Entdeckung von Medikamenten und personalisierten Therapien

Künstliche Intelligenz (KI) spielt eine immer wichtigere Rolle bei der Entdeckung von Medikamenten und der Entwicklung von personalisierten Therapien. Durch ihre Fähigkeit, Daten schnell und gründlich zu analysieren, beschleunigt KI den Forschungsprozess und ermöglicht ein gezielteres Vorgehen bei der Entwicklung von Therapien. So wird KI bei der Entdeckung von Medikamenten und personalisierten Therapien eingesetzt :

- **Virtuelles Screening von Medikamenten :** Eine der vielversprechendsten Anwendungen der KI bei der Entdeckung von Medikamenten ist das virtuelle Screening. KI kann große Datenbanken mit chemischen Verbindungen analysieren, um diejenigen zu identifizieren, die am ehesten an ein bestimmtes Ziel binden, z. B. ein Protein, das an einer Krankheit beteiligt ist. Auf diese Weise können potenzielle Kandidaten für neue Medikamente schnell identifiziert werden, was den Zeit- und Kostenaufwand für die Suche nach neuen Molekülen erheblich reduziert.

- **Suche nach therapeutischen   Zielen:** Mithilfe von KI können komplexe Datensätze, z. B. Genom- oder Proteomdaten, analysiert werden, um neue therapeutische Ziele zu identifizieren. Dies ermöglicht ein besseres Verständnis der zugrunde liegenden Mechanismen von Krankheiten und die Identifizierung potenzieller biologischer Wege für die Entwicklung von Therapien.

- **Personalisierung von Behandlungen :** KI ermöglicht die Entwicklung personalisierter Therapien, indem sie die individuellen Merkmale der Patienten analysiert, z. B. ihr genetisches Profil, ihre Krankengeschichte und ihre Reaktionen auf bestimmte Behandlungen. Anhand dieser Informationen kann die KI für jeden Patienten eine passende Behandlung empfehlen, wodurch die Wirksamkeit der Therapien verbessert und unerwünschte Nebenwirkungen verringert werden.

- **Optimierung klinischer Studien:** KI kann eingesetzt werden, um die Gestaltung und Verwaltung klinischer Studien für neue Medikamente zu optimieren. Durch die Analyse von Daten aus klinischen Studien kann KI die Patientenpopulationen identifizieren, die am ehesten von einer Behandlung profitieren, und die Auswahl der Teilnehmer verbessern, was den Prozess der Arzneimittelentwicklung beschleunigt.

- **Erkennung neuer Verwendungsmöglichkeiten für bestehende Medikamente :** KI kann dabei helfen, neue Verwendungsmöglichkeiten für bestehende Medikamente zu identifizieren, indem sie große klinische Datensätze analysiert. Beispielsweise können bestimmte Medikamente unerwartete Vorteile bei der Behandlung von Krankheiten haben, die sich von denen unterscheiden, für die sie ursprünglich entwickelt wurden.

- **Optimierung von Arzneimittelformulierungen :** KI kann auch zur Optimierung von Arzneimittelformulierungen eingesetzt werden, indem die wirksamsten Dosierungen und geeigneten Verabreichungswege für jeden Patienten gefunden werden.

Zusammenfassend lässt sich sagen, dass Künstliche Intelligenz spannende Möglichkeiten bei der Entdeckung von Medikamenten und der Entwicklung von personalisierten Therapien bietet. Durch die schnelle und gründliche Analyse von Daten ermöglicht KI einen gezielteren und effektiveren Ansatz bei der Entwicklung von Therapien für Krankheiten. Es ist jedoch wichtig zu betonen, dass KI nicht die Rolle von Wissenschaftlern und Forschern ersetzt, sondern vielmehr als mächtiges Werkzeug fungiert, um den Forschungsprozess zu beschleunigen und neue Perspektiven im Kampf gegen Krankheiten zu eröffnen. Ein verantwortungsvoller Einsatz von KI im Einklang mit ethischen Standards und Vorschriften ist entscheidend, um sicherzustellen, dass ihre Vorteile in der Medizin voll ausgeschöpft werden.

Mensch-Maschine-Zusammenarbeit in der medizinischen Forschung

Die Mensch-Maschine-Kollaboration in der medizinischen Forschung, auch "Augmented Intelligence" genannt, ist ein Ansatz, bei dem künstliche Intelligenz (KI) und Menschen zusammenarbeiten, um komplexe Probleme in der Medizin zu lösen. Dieser Ansatz nutzt die unterschiedlichen Vorteile beider Seiten und ermöglicht es, die Effizienz und Genauigkeit der medizinischen Forschungsprozesse erheblich zu verbessern. Hier erfahren Sie, wie diese Zusammenarbeit funktioniert und welche Vorteile sie bietet:

- **Verarbeitung** großer Datenmengen: KI zeichnet sich bei der Verarbeitung großer Mengen medizinischer Daten aus, aber Menschen sind entscheidend, um die

177

Ergebnisse zu interpretieren und fundierte Entscheidungen zu treffen. Durch die Zusammenarbeit mit KI können Forscher deren Fähigkeit nutzen, große Datensätze schnell zu analysieren und komplexe Muster zu erkennen, während sie ihr Fachwissen einbringen können, um die Ergebnisse zu interpretieren und in einen medizinischen Kontext zu setzen.

- **Identifizierung neuer Forschungsansätze:** KI kann eingesetzt werden, um neue therapeutische Ziele, relevante Biomarker und komplexe Beziehungen zwischen genetischen und Umweltfaktoren und Krankheiten zu identifizieren. Diese Informationen können dann von menschlichen Forschern genutzt werden, um zielgerichtete Studien zu entwerfen und die Forschung in diesen vielversprechenden Bereichen zu vertiefen.

- **Optimierung klinischer Studien:** KI kann zur Optimierung klinischer Studien beitragen, indem sie die am besten geeigneten Patientenpopulationen für die Studien identifiziert, effiziente Protokolle entwirft und die Ergebnisse überwacht. Menschliche Forscher können dann die Versuche beaufsichtigen, ethische Entscheidungen treffen und die Endergebnisse interpretieren.

- **Entwicklung von Medikamenten und Therapien :** KI kann den Prozess des Screenings von Medikamenten und der Entdeckung von Therapien beschleunigen, indem sie große Datenbanken mit chemischen Verbindungen und medizinischen Daten analysiert. Menschliche Forscher spielen bei der Entwicklung und Validierung dieser Therapien eine entscheidende Rolle und sorgen dafür, dass sie sicher und wirksam sind.

- **Präzisionsmedizin:** Mithilfe von KI können Behandlungen auf die individuellen Merkmale der Patienten zugeschnitten werden. Die Vorhersagemodelle der KI können dabei helfen, die für den einzelnen Patienten am besten geeigneten Behandlungen zu ermitteln, die auf seinem genetischen Profil, seiner Krankengeschichte und seinen Reaktionen auf bestimmte Behandlungen basieren. Die Gesundheitsexperten können diese Empfehlungen dann auf der Grundlage ihrer klinischen Erfahrung und ihres Urteilsvermögens verfeinern.

- **Früherkennung von Krankheiten :** KI kann dabei helfen, frühe Signale für bestimmte Krankheiten zu erkennen, was eine schnellere Diagnose und ein frühzeitiges Eingreifen ermöglicht. Menschliche Forscher können diese Informationen nutzen, um gezielte Screening-Programme zu entwickeln und geeignete Behandlungspläne zu erstellen.

Alles in allem ist die Zusammenarbeit von Mensch und Maschine in der medizinischen Forschung ein Win-Win-Ansatz, der die Stärken beider Seiten nutzt, um die komplexen Herausforderungen der Medizin zu meistern. KI bietet leistungsfähige Werkzeuge für die Analyse großer Datenmengen, die Entdeckung neuer Erkenntnisse und die Optimierung von Prozessen, während menschliche Forscher ihr klinisches Fachwissen, ihr ethisches Urteilsvermögen und ihre Intuition einbringen, um diese Ergebnisse in konkrete medizinische Fortschritte umzusetzen. Wenn KI und Menschen Hand in Hand arbeiten, eröffnen sie neue Möglichkeiten für die medizinische Forschung und die Medizin von morgen. Es ist jedoch entscheidend, für einen verantwortungsvollen Einsatz von KI zu sorgen, indem die Vertraulichkeit medizinischer Daten gewährleistet wird, ethische Standards eingehalten werden und die Grenzen der KI berücksichtigt werden, um die Sicherheit und das Wohlergehen der Patienten zu gewährleisten.

Schmieden einer integrierten Zukunft von KI und Menschlichkeit im Gesundheitswesen

Das Schmieden einer integrierten Zukunft von künstlicher Intelligenz (KI) und Menschlichkeit im Gesundheitswesen ist entscheidend, um die Vorteile der Technologie zu maximieren und gleichzeitig das Wesen der menschenzentrierten Medizin zu bewahren. Diese intelligente Integration beruht auf der Idee, dass KI den Menschen nicht ersetzen, sondern vielmehr als starker und ergänzender Partner in der Gesundheitsversorgung fungieren sollte. Hier sind einige Schlüsselpunkte, um diese integrierte Zukunft zu schmieden:

- **Menschlichkeit im Mittelpunkt der Pflege:** Trotz technologischer Fortschritte sind Mitgefühl, Empathie und menschliche Kommunikation nach wie vor wesentliche Elemente der Pflege-Patienten-Beziehung. KI kann administrative und repetitive Aufgaben abnehmen, sodass Pfleger mehr Zeit damit verbringen können, den Patienten zuzuhören, Beziehungen aufzubauen und eine fürsorgliche Pflege zu leisten.

- **Bildung und Ausbildung:** Es ist von entscheidender Bedeutung, KI in die Ausbildungsprogramme für Gesundheitsfachkräfte zu integrieren. Zukünftige Pflegekräfte müssen darin geschult werden, reibungslos mit KI-Systemen zu arbeiten, Ergebnisse zu interpretieren, fundierte Entscheidungen zu treffen und einen starken ethischen Sinn im Umgang mit der Technologie zu bewahren.

- **Zusammenarbeit zwischen KI und Pflegekräften :** Pflegende müssen in die Entwicklung und Umsetzung von KI-Lösungen im Gesundheitswesen eingebunden werden. Ihr Wissen und ihre Perspektiven sind entscheidend, um sicherzustellen, dass die Technologie den tatsächlichen Bedürfnissen der Patienten und des medizinischen Personals entspricht.

- **Ethik und Datenschutz :** Ein solider ethischer Rahmen ist entscheidend, um den Einsatz von KI im Gesundheitswesen zu steuern. Es ist von größter Bedeutung, die Privatsphäre der Patienten zu schützen und die Sicherheit medizinischer Daten zu gewährleisten, während gleichzeitig sichergestellt werden muss, dass KI-gestützte Entscheidungen transparent, erklärbar und fair sind.

- **Personalisierte Pflege:** KI kann einen stärker personalisierten Ansatz in der Pflege ermöglichen, indem sie individuelle Patientendaten analysiert. Entscheidend ist jedoch, dass diese Personalisierung vom Willen und den Vorlieben der Patienten geleitet wird und ihre Autonomie und ihr Recht auf informierte Entscheidungen respektiert werden.

- **Gerechter Zugang zur** Gesundheitsversorgung**:** KI kann dazu beitragen, den Zugang zur Gesundheitsversorgung zu verbessern, indem sie bestimmte geografische Barrieren beseitigt und die Verwaltung von Ressourcen optimiert. Es muss jedoch sichergestellt werden, dass diese Technologien allen zugutekommen, auch benachteiligten und unterrepräsentierten Bevölkerungsgruppen.

- **Validierung und Regulierung:** Jede KI-Technologie, die in der Medizin eingesetzt wird, muss streng validiert und reguliert werden, um ihre Wirksamkeit und Sicherheit zu gewährleisten. Regulierungsbehörden spielen eine entscheidende Rolle bei der Festlegung hoher Qualitätsstandards für den Einsatz von KI in der Gesundheitsversorgung.

Durch die Kombination von menschlichem Fachwissen und der Macht der KI ist es möglich, ein effizienteres, präziseres und patientenzentrierteres Gesundheitssystem zu schaffen. Pflegekräfte können KI nutzen, um ihre klinischen Fähigkeiten zu untermauern, Diagnosen und Behandlungen zu beschleunigen und eine individuellere und besser informierte Pflege zu leisten. KI kann auch eine bessere Verwaltung von Ressourcen und eine effizientere Nutzung medizinischer Daten ermöglichen und so den Weg für eine stärker vorausschauende und präventive Medizin ebnen.

Es ist jedoch wichtig zu erkennen, dass KI keine Wunderlösung ist und mit Vorsicht eingesetzt werden muss. Fehler können passieren, und der Mensch muss immer eine überwachende und validierende Rolle spielen. Die Zukunft der KI-gestützten Gesundheitsversorgung hängt von einem verantwortungsvollen, ethischen und überlegten Einsatz der Technologie ab, wobei man sich stets vor Augen halten sollte, dass das ultimative Ziel darin besteht, die Gesundheit und das Wohlbefinden der Patienten zu verbessern und gleichzeitig den Kern der Beziehung zwischen Arzt und Patient zu bewahren.

Von der Symptomanalyse bis zur Verschreibung: Wie KI die erste Versorgungslinie neu erfindet

Die Entwicklung der ersten Linie der Gesundheitsfürsorge

Die Entwicklung der ersten Gesundheitsversorgungslinie ist eng mit dem technologischen Fortschritt, der medizinischen Innovation und den sich ändernden Bedürfnissen der Patienten verknüpft. Die erste Gesundheitsversorgungslinie ist für die Patienten der Eingangspunkt zum Gesundheitssystem, wo sie in der Regel auf Gesundheitsfachkräfte wie Allgemeinmediziner, Krankenpfleger, Apotheker und andere Gesundheitsfachkräfte der ersten Linie treffen. Hier sind einige Schlüsselaspekte der Entwicklung der ersten Linie der Gesundheitsversorgung :

- **Technologie und Telemedizin:** Technologische Fortschritte, einschließlich künstlicher Intelligenz und mobiler Gesundheitsanwendungen, haben zu einer effizienteren und zugänglicheren Gesundheitsversorgung geführt. Durch Telemedizin können Patienten aus der Ferne ihre Gesundheitsexperten konsultieren, was besonders für Menschen, die in abgelegenen Gebieten leben oder Mobilitätsprobleme haben, von Vorteil ist.

- **Schnelle und genaue Diagnosen:** Fortschritte in der Diagnosetechnologie haben den Diagnoseprozess beschleunigt und verbessert. Mit neuen Screening-Tools, Biomarkern und bildgebenden Verfahren können

Gesundheitsprobleme früher erkannt werden, was zu wirksameren Behandlungen und besseren Ergebnissen führt.

- **Personalisierte Pflege:** Die Entwicklung der ersten Linie der Gesundheitsfürsorge umfasst einen stärker personalisierten Ansatz bei der Pflege, bei dem die einzigartigen Merkmale jedes Patienten berücksichtigt werden. Fortschritte in der Genomik und Präzisionsmedizin ermöglichen es den Angehörigen der Gesundheitsberufe, Behandlungen anzubieten, die auf die genetischen Merkmale und individuellen Vorlieben der Patienten zugeschnitten sind.

- **Prävention und Gesundheitsförderung:** Die erste Linie der Gesundheitsversorgung konzentriert sich zunehmend auf die Prävention von Krankheiten und die Förderung der Gesundheit. Gesundheitsfachkräfte arbeiten mit den Patienten zusammen, um einen gesunden Lebensstil zu pflegen, Risikofaktoren zu erkennen und Krankheiten zu verhindern, bevor sie ernst werden.

- **Integrierte Versorgung:** Die Entwicklung der ersten Versorgungslinie im Gesundheitswesen fördert einen integrierten und koordinierten Ansatz in der Versorgung. Die Angehörigen der Gesundheitsberufe arbeiten untereinander und mit anderen Spezialisten zusammen, um den Patienten eine umfassende und ganzheitliche Versorgung zu bieten.

- **Empowerment von Patienten :** Die Patienten werden immer stärker in ihre medizinische Versorgung einbezogen. Die Angehörigen der Gesundheitsberufe ermutigen die Patienten, sich aktiv an der Entscheidungsfindung bezüglich ihrer Gesundheit zu beteiligen und eine aktive Rolle bei der Verwaltung ihres Gesundheitszustands zu spielen.

- **Zusammenarbeit mit neuen Technologien :** Gesundheitsfachkräfte an der Frontlinie werden zunehmend darin geschult, neue Technologien, einschließlich KI-Systeme und digitale Tools, zu nutzen, um ihre Praxis zu verbessern und eine effektivere Versorgung anzubieten.

- **Verbesserter Zugang zur** Gesundheitsversorgung: Die Entwicklung der ersten Linie der Gesundheitsversorgung zielt darauf ab, den Zugang zur Gesundheitsversorgung für alle Patienten zu verbessern, wobei der Schwerpunkt auf Gleichheit und allgemeiner Abdeckung liegt.

Zusammenfassend lässt sich sagen, dass die Entwicklung der ersten Linie der Gesundheitsversorgung darauf abzielt, eine effizientere, personalisierte, präventive und für die Patienten zugängliche Versorgung zu bieten. Technologische Fortschritte, personalisierte Pflege, Krankheitsprävention und die Einbeziehung der Patienten sind Faktoren, die zu dieser positiven Entwicklung beitragen. Indem sie an der Spitze der medizinischen Innovationen bleibt und einen patientenzentrierten Ansatz verfolgt, wird die erste Linie der Gesundheitsversorgung auch weiterhin eine entscheidende Rolle bei der Verbesserung der Gesundheit von Einzelpersonen und Gemeinschaften spielen.

KI für die Analyse von Symptomen

Der Einsatz von künstlicher Intelligenz (KI) zur Analyse von Symptomen gehört zu den vielversprechendsten Fortschritten im Bereich der Gesundheitsfürsorge. KI kann eine entscheidende Rolle bei der schnellen und genauen Bewertung von Symptomen spielen, sodass Gesundheitsfachkräfte frühzeitigere Diagnosen stellen und

Behandlungen anbieten können, die auf die individuellen Bedürfnisse der Patienten zugeschnitten sind. So wird KI bei der Analyse von Symptomen eingesetzt :

- **Analyse von Massendaten:** KI ist in der Lage, riesige Mengen medizinischer Daten aus verschiedenen Quellen zu analysieren, z. B. elektronische Gesundheitsakten, medizinische Publikationen, klinische Studien und sogar genomische Daten. Dadurch können KI-Systeme Korrelationen und Muster erkennen, die für Menschen allein schwer zu erkennen wären.

- **Maschinelles Lernen:** Die KI nutzt Algorithmen des maschinellen Lernens, um aus Daten zu lernen und ihre Leistung kontinuierlich zu verbessern. Wenn die KI mehr Daten erhält, wird sie bei der Analyse von Symptomen und Diagnosen genauer.

- **Diagnosevorhersage:** Durch die Analyse von Symptomen, Krankengeschichte und anderen relevanten Daten kann die KI wahrscheinliche diagnostische Einschätzungen liefern. Dies hilft Gesundheitsfachkräften, Behandlungspläne schneller und gezielter zu erstellen.

- **Früherkennung von Krankheiten :** KI kann dabei helfen, subtile Symptome, die auf eine sich entwickelnde Krankheit hindeuten könnten, zu erkennen, noch bevor offensichtliche Symptome auftreten. Dies ebnet den Weg für frühzeitigere präventive Maßnahmen zur Verbesserung der Gesundheitsergebnisse.

- **Klinische Entscheidungshilfe:** KI kann Angehörige der Gesundheitsberufe unterstützen, indem sie zusätzliche Informationen über Symptome liefert und

Behandlungsoptionen auf der Grundlage der aktuellen besten medizinischen Praxis vorschlägt.

- **Triage von Notfällen:** In medizinischen Notfällen kann KI dabei helfen, Patienten nach dem Schweregrad ihrer Symptome zu sortieren, wodurch die kritischsten Fälle priorisiert und Wartezeiten verkürzt werden können.

- **Überwachung und Management chronischer Krankheiten:** KI kann die Symptome von Patienten mit chronischen Krankheiten kontinuierlich überwachen und das Gesundheitspersonal bei signifikanten Veränderungen alarmieren, was ein proaktives Krankheitsmanagement ermöglicht.

- **Verbesserung der medizinischen Forschung:** Mithilfe von KI können klinische und genomische Daten in großem Maßstab analysiert werden, um neue Zusammenhänge zwischen Symptomen, Krankheiten und Reaktionen auf Behandlungen zu erkennen. Dies ebnet den Weg für neue medizinische Entdeckungen und eine stärker personalisierte Medizin.

Es ist wichtig zu beachten, dass die KI zur Symptomanalyse das klinische Urteilsvermögen von Gesundheitsfachkräften ergänzen und nicht ersetzen soll. KI-Systeme sind mächtige Werkzeuge, aber sie müssen verantwortungsvoll und ethisch korrekt eingesetzt werden, um optimale Ergebnisse und die Sicherheit der Patienten zu gewährleisten. In Kombination mit menschlichem Fachwissen kann KI die Art und Weise, wie Symptome beurteilt, diagnostiziert und behandelt werden, revolutionieren und zu einer effektiveren und individuelleren Gesundheitsversorgung führen.

KI-gestützte Diagnostik

Die durch künstliche Intelligenz (KI) unterstützte Diagnose ist ein Ansatz, der das klinische Fachwissen von Gesundheitsfachkräften mit der Leistungsfähigkeit von KI kombiniert, um die Genauigkeit und Geschwindigkeit medizinischer Diagnosen zu verbessern. Ziel ist es, eine genauere diagnostische Beurteilung zu ermöglichen, indem Algorithmen des maschinellen Lernens medizinische Daten analysieren und wahrscheinliche diagnostische Beurteilungen vorschlagen.

So funktioniert die KI-gestützte Diagnose :

- **Erhebung medizinischer Daten:** Gesundheitsfachkräfte erheben relevante medizinische Daten, wie z. B. Symptome des Patienten, Krankengeschichte, Ergebnisse von medizinischen Untersuchungen, Laboranalysen, medizinische Bilder usw. Die Daten werden in der Regel von einem Arzt oder einer Ärztin erhoben.

- **Integration der Daten in das KI-System:** Die medizinischen Daten werden in das KI-System integriert, das mithilfe von Algorithmen des maschinellen Lernens die Informationen analysiert und Muster und Korrelationen erkennt.

- **Datenanalyse und Diagnosevorschläge:** Die KI analysiert die Daten mithilfe von Vorhersagemodellen, die anhand einer großen Anzahl ähnlicher medizinischer Fälle entwickelt wurden. Auf der Grundlage dieser Analyse schlägt die KI wahrscheinliche diagnostische Einschätzungen vor, die medizinischen Fachkräften helfen, ihre Untersuchungen und Ermittlungen in die richtige Richtung zu lenken.

- **Gemeinsame Entscheidungsfindung : Angehörige der** Gesundheitsberufe nutzen die von der KI vorgeschlagenen diagnostischen Bewertungen als zusätzliche Ressource in ihrem klinischen Entscheidungsprozess. Sie diskutieren die Diagnoseoptionen mit den Patienten und treffen fundierte Entscheidungen auf der Grundlage des klinischen Fachwissens und der von der KI bereitgestellten Informationen.

- Kontinuierliche **Verbesserung:** Das KI-System wird kontinuierlich verbessert, da es mehr Daten und Rückmeldungen von medizinischem Fachpersonal erhält. Je mehr es genutzt wird, desto mehr kann die KI ihre Vorhersagemodelle verfeinern und bei ihren diagnostischen Einschätzungen genauer werden.

Die KI-gestützte Diagnose hat mehrere wichtige Vorteile:

- **Höhere Genauigkeit:** KI kann dabei helfen, subtile Beziehungen zwischen Symptomen, Krankengeschichte und Diagnosen zu erkennen und so die Genauigkeit diagnostischer Beurteilungen zu verbessern.

- **Schnelligkeit:** KI kann große Datenmengen in kurzer Zeit analysieren, was zu einer schnelleren und effektiveren diagnostischen Beurteilung führt.

- **Zugang zu Fachwissen:** In einigen Regionen, in denen der Zugang zu medizinischen Spezialisten begrenzt ist, kann die KI-gestützte Diagnostik dem Gesundheitspersonal einen schnellen Zugang zu Fachwissen und fortgeschrittenen medizinischen Kenntnissen verschaffen.

- **Personalisierte Behandlung:** KI kann dabei helfen, einzigartige individuelle Merkmale bei Patienten zu erkennen und so eine individuellere medizinische Behandlung zu ermöglichen, die auf die besonderen Bedürfnisse der Patienten zugeschnitten ist.

Es ist jedoch unbedingt zu beachten, dass die KI-gestützte Diagnose nicht das Fachwissen und die klinische Erfahrung von Angehörigen der Gesundheitsberufe ersetzt. Sie ist vielmehr ein ergänzendes Werkzeug, das die klinische Entscheidungsfindung verbessern und wahrscheinliche diagnostische Einschätzungen liefern soll, um die Arbeit von Ärzten und anderen Angehörigen der Gesundheitsberufe zu unterstützen. Ein verantwortungsvoller und ethischer Einsatz von KI in der Diagnostik ist entscheidend, um eine qualitativ hochwertige Versorgung und die Sicherheit der Patienten zu gewährleisten.

Vorhersage der Krankheitsprogression

Die Vorhersage des Krankheitsverlaufs ist ein Bereich der medizinischen Forschung, in dem die künstliche Intelligenz (KI) eine entscheidende Rolle spielt. Ziel ist es, mithilfe hochentwickelter KI-Modelle den Verlauf einer Krankheit bei einem Patienten auf der Grundlage seiner individuellen Merkmale, seiner Krankengeschichte und anderer relevanter Faktoren vorherzusagen. Dieser Ansatz bietet mehrere Vorteile für die Patientenbetreuung und die Planung der Gesundheitsversorgung.

So funktioniert die Vorhersage von Krankheitsverläufen mithilfe von KI :

- **Sammeln von Daten :** Die medizinischen Daten des Patienten, wie z. B. Ergebnisse von Labortests, medizinische Bilder, Krankengeschichte und Symptome, werden gesammelt und als Input für die KI-Modelle verwendet.

- **Vorhersagemodellierung:** KI-Modelle, die auf maschinellem Lernen basieren, werden anhand eines großen Satzes von Patientendaten trainiert, um Muster und Risikofaktoren zu erkennen, die mit dem Fortschreiten der Krankheit in Verbindung stehen. Je mehr Daten das Modell erhält, desto genauer wird es in seinen Vorhersagen.
- **Identifizierung von Risikofaktoren:** KI-Modelle identifizieren spezifische Risikofaktoren, die mit einem schnelleren oder langsameren Fortschreiten der Krankheit bei einem Patienten in Verbindung stehen. Zu diesen Faktoren können spezifische Biomarker, die Höhe bestimmter Biomarker, das Gesundheitsverhalten usw. gehören.

- **Progressionsprognosen:** Sobald das KI-Modell trainiert ist, wird es verwendet, um Prognosen über den zukünftigen Krankheitsverlauf des Patienten zu erstellen. Dies kann Schätzungen über den Verlauf der Symptome, mögliche Komplikationen und die voraussichtliche Wirksamkeit der Behandlung beinhalten.

- **Behandlungsplanung:** Vorhersagen über den Krankheitsverlauf helfen Gesundheitsfachkräften, die Behandlung proaktiv zu planen. Sie können auf der Grundlage der Vorhersagen individuelle Behandlungspläne erstellen, was zu einem effektiveren Umgang mit der Krankheit führt.

Die Anwendungsbereiche für die Vorhersage des Krankheitsverlaufs sind vielfältig und umfassen chronische Krankheiten wie Diabetes, Herzerkrankungen, Krebs,

Alzheimer, Multiple Sklerose und andere. Hier sind einige wichtige Vorteile des Einsatzes von KI zur Vorhersage des Fortschreitens von Krankheiten :

- **Frühzeitige Erkennung von Komplikationen :** Durch die Vorhersage des Krankheitsverlaufs können potenzielle Komplikationen bei Patienten früher erkannt werden, was eine präventive Intervention erleichtert.

- **Personalisierung der Behandlungen :** Progressionsvorhersagen helfen dabei, die Behandlung auf die individuellen Merkmale des Patienten abzustimmen, was die Wirksamkeit der Behandlung verbessern kann.

- **Ressourcenmanagement:** Prognosen zum Krankheitsverlauf helfen dabei, den Einsatz von Gesundheitsressourcen effektiver zu planen, indem sie Patienten identifizieren, die möglicherweise eine intensivere Pflege benötigen.

- **Bessere Kommunikation mit Patienten :** Progressionsvorhersagen können Gesundheitsfachkräften dabei helfen, effektiver mit Patienten über deren Gesundheitszustand und Behandlungsmöglichkeiten zu kommunizieren.

- **Fortschritte in der Forschung:** Der Einsatz von KI zur Vorhersage des Fortschreitens von Krankheiten kann auch die medizinische Forschung voranbringen, indem neue Risikofaktoren identifiziert und neue Forschungswege erschlossen werden.

Es ist jedoch wichtig zu beachten, dass die Vorhersage von Krankheitsprogressionen noch ein Entwicklungsbereich ist und einige Einschränkungen berücksichtigt werden müssen. KI-Modelle sind nicht unfehlbar und können durch Verzerrungen in den Trainingsdaten beeinflusst werden. Darüber hinaus können die Komplexität von Krankheiten und die Vernetzung vieler Faktoren die Vorhersage der Progression erschweren. Daher ist es von entscheidender Bedeutung, KI verantwortungsvoll einzusetzen und die Vorhersagen mit klinischem Fachwissen zu kombinieren, um fundierte Entscheidungen im Gesundheitswesen zu treffen.

Persönliche Verschreibung und Betreuung

Die personalisierte Verschreibung und Überwachung mithilfe von künstlicher Intelligenz (KI) stellt einen großen Fortschritt im Bereich der Gesundheitsfürsorge dar. Dieser Ansatz zielt darauf ab, medizinische Behandlungen anzubieten, die auf die individuellen Merkmale jedes Patienten zugeschnitten sind. Dabei werden maschinelle Lernalgorithmen eingesetzt, um medizinische Daten zu analysieren und maßgeschneiderte Behandlungsempfehlungen zu generieren. So funktioniert die personalisierte Verschreibung und Nachsorge mithilfe von KI :

- **Erhebung medizinischer Daten:** Die Angehörigen der Gesundheitsberufe erheben detaillierte medizinische Daten über den Patienten, z. B. seine Krankengeschichte, Symptome, Ergebnisse von Labortests, medizinische Bilder, sein genetisches Profil, seinen Lebensstil und andere relevante Faktoren.

- **Analyse der Daten :** Die medizinischen Daten des Patienten werden von KI-Modellen analysiert, die von Algorithmen des maschinellen Lernens angetrieben werden. Diese Modelle untersuchen die individuellen

Merkmale des Patienten und vergleichen sie mit großen Datensätzen ähnlicher Patienten, um Muster und Korrelationen zu erkennen.

- **Behandlungsempfehlungen: Auf der** Grundlage der Analyseergebnisse generiert die KI personalisierte Behandlungsempfehlungen für den Patienten. Diese Empfehlungen können eine spezifische Medikamentenauswahl, Dosierung, Behandlungsdauer und zusätzliche Therapien umfassen, die auf die einzigartigen Bedürfnisse des Patienten zugeschnitten sind.

- Kontinuierliche **Nachsorge:** Sobald die Behandlung verschrieben wurde, kann die KI zur kontinuierlichen Überwachung der Fortschritte des Patienten eingesetzt werden. Nachverfolgungsdaten wie Reaktionen auf die Behandlung, Nebenwirkungen, Veränderungen der Symptome und andere Informationen werden in das KI-System integriert, um die Behandlungsempfehlungen im Laufe der Zeit anzupassen.

- **Neubewertung und Verbesserung:** Da neue Daten gesammelt werden und der Patient Fortschritte bei der Behandlung macht, bewertet die KI die Empfehlungen regelmäßig neu, um sicherzustellen, dass sie immer noch auf die Bedürfnisse des Patienten zugeschnitten sind. Die KI verbessert sich kontinuierlich, wenn sie mehr Daten und Rückmeldungen erhält.

Die personalisierte Verschreibung und Überwachung mithilfe von KI hat viele Vorteile:

- **Angepasste Behandlung:** Personalisierte Behandlungen gehen auf die spezifischen Merkmale jedes einzelnen Patienten ein und erhöhen so ihre Wirksamkeit und Sicherheit.

- **Fehlerreduzierung:** KI kann dazu beitragen, Verschreibungsfehler aufgrund potenziell gefährlicher Wechselwirkungen von Medikamenten oder unangemessener Dosierungen zu vermeiden.

- **Management chronischer Krankheiten:** Bei Patienten mit chronischen Krankheiten kann die KI ihren Gesundheitszustand kontinuierlich überwachen und die Behandlungen an den Verlauf anpassen.

- **Optimierung der Ergebnisse:** Personalisierte Behandlungen zielen darauf ab, die klinischen Ergebnisse zu optimieren und die Lebensqualität des Patienten zu verbessern.

- **Vermeidung von Rückfällen:** Durch die Identifizierung individueller Risikofaktoren kann KI dazu beitragen, das Wiederauftreten von Krankheiten oder Komplikationen zu verhindern.

Es ist jedoch wichtig zu beachten, dass die personalisierte Verschreibung und Überwachung mithilfe von KI nicht das Fachwissen und die klinische Erfahrung von Gesundheitsfachkräften ersetzt. Die KI soll deren Urteilsvermögen und Wissen ergänzen, nicht ersetzen. Eine enge Zusammenarbeit zwischen Gesundheitsfachkräften und KI ist entscheidend, um eine qualitativ hochwertige Versorgung zu gewährleisten und fundierte Behandlungsentscheidungen zu treffen. Daher ist ein verantwortungsvoller und ethischer Einsatz von KI von entscheidender Bedeutung, um ihre Vorteile im Bereich der personalisierten Verschreibung und Überwachung zu maximieren.

Telemedizin und virtuelle Assistenz

Telemedizin und virtuelle Assistenz sind schnell wachsende Bereiche des Gesundheitswesens, die durch Fortschritte in der künstlichen Intelligenz (KI) und der Kommunikationstechnologie ermöglicht werden. Diese revolutionären Ansätze ermöglichen es Gesundheitsfachkräften, medizinische Versorgung und Beratung aus der Ferne anzubieten, wobei virtuelle Plattformen und hochentwickelte KI-Systeme zum Einsatz kommen. So funktionieren Telemedizin und virtuelle Unterstützung :

1. Telemedizin :
Telemedizin ist die Erbringung von Gesundheitsdienstleistungen aus der Ferne mithilfe von Kommunikationstechnologien wie Videoanrufen, sicheren Messengern oder mobilen Anwendungen. KI spielt eine entscheidende Rolle in der Telemedizin, indem sie die Kommunikation zwischen Gesundheitsfachkräften und Patienten verbessert, den Austausch medizinischer Daten erleichtert und Echtzeitanalysen bereitstellt.

- **Virtuelle Sprechstunden:** Patienten können Ärzte oder Spezialisten über sichere Videokonferenzplattformen in virtuellen Sprechstunden aus der Ferne konsultieren. KI kann die Kontaktaufnahme zwischen dem Patienten und dem geeigneten Gesundheitsfachmann auf der Grundlage der Symptome und der Krankengeschichte des Patienten erleichtern.

- **Medizinische Fernbetreuung:** Patienten mit chronischen Krankheiten können von einer regelmäßigen medizinischen Betreuung profitieren, ohne häufig reisen zu müssen. KI kann dabei helfen, die Gesundheitsdaten der Patienten kontinuierlich zu überwachen und das Gesundheitspersonal bei signifikanten Veränderungen zu alarmieren.

- **Ferndiagnose:** In einigen abgelegenen oder unterversorgten Gebieten kann die Telemedizin den Patienten Zugang zu spezialisierten Diagnosediensten verschaffen, ohne ihre geografische Region verlassen zu müssen. KI kann die Ferndiagnose unterstützen, indem sie medizinische Bilder analysiert oder wahrscheinliche diagnostische Einschätzungen liefert.

2. Virtuelle Unterstützung :

KI-gespeiste virtuelle Assistenten spielen auch im Gesundheitswesen eine wichtige Rolle, indem sie Patienten und Angehörigen der Gesundheitsberufe automatisierte und personalisierte Unterstützung bieten.

- **Antworten auf Patientenfragen :** Virtuelle Assistenten können Antworten auf häufige Fragen von Patienten zu Symptomen, Medikamenten, medizinischen Verfahren usw. geben. Dadurch erhalten die Patienten schnell und individuell zugeschnittene Informationen.

- **Verwaltung von Terminen :** Virtuelle Assistenten können Arzttermine verwalten, Erinnerungen an Patienten senden und die Planung von Arztbesuchen erleichtern.

- **Aufklärung von Patienten :** Virtuelle Assistenten können aufklärende Informationen über Krankheiten, Behandlungen, Änderungen des Lebensstils und andere gesundheitsrelevante Aspekte liefern. Dies hilft, die Patienten zu befähigen und das Verständnis für ihre eigene Gesundheit zu verbessern.

- **Analyse medizinischer Daten:** Virtuelle Assistenten können die medizinischen Daten von Patienten analysieren und dem Gesundheitspersonal Empfehlungen für personalisierte Behandlungspläne geben.

Telemedizin und virtuelle Assistenz bieten viele Vorteile:

- **Zugänglichkeit:** Telemedizin erweitert den Zugang zur Gesundheitsversorgung, vor allem in abgelegenen oder unterversorgten Gebieten und für Patienten mit eingeschränkter Mobilität.

- **Effizienz:** Durch virtuelle Konsultationen und automatisierte Unterstützung wird die Zeit des medizinischen Fachpersonals optimal genutzt und die Wartezeiten für die Patienten verkürzt.

- **Kostensenkung:** Telemedizin kann die Kosten für Patientenreisen und die medizinische Infrastruktur senken.

- **Kontinuierliche Betreuung:** Die virtuelle Betreuung ermöglicht eine kontinuierliche Patientenbetreuung und einen proaktiven Umgang mit chronischen Krankheiten.

- **Leben retten:** In medizinischen Notsituationen kann die Telemedizin einen schnellen Zugang zu medizinischer Versorgung und Beratung bieten und potenziell Leben retten.

Es ist jedoch wichtig zu erkennen, dass Telemedizin und virtuelle Unterstützung die traditionelle Gesundheitsversorgung und die persönliche Interaktion mit medizinischem Fachpersonal nicht vollständig ersetzen können. Sie sollen den Zugang zur Gesundheitsversorgung ergänzen und verbessern, wobei die Bedeutung der Beziehung zwischen Arzt und Patient erhalten bleibt. Daher sind ein verantwortungsvoller Einsatz dieser Technologien und ein ausgewogener Ansatz von entscheidender

Bedeutung, um eine qualitativ hochwertige Gesundheitsversorgung und positive Erfahrungen für die Patienten zu gewährleisten.

Vorteile und Herausforderungen der KI in der ersten Versorgungslinie

Künstliche Intelligenz (KI) bringt viele Vorteile für die erste Linie des Gesundheitswesens, zu der die Angehörigen der Gesundheitsberufe gehören, die den ersten direkten Kontakt mit den Patienten haben. Hier sind einige der wichtigsten Vorteile, die der Einsatz von KI in diesem Kontext mit sich bringt :

1. Schneller Zugriff auf medizinische Informationen: KI kann medizinische Fachkräfte sofort mit medizinischen Informationen versorgen, sodass sie fundierte Entscheidungen in Echtzeit treffen können. KI-Systeme können auf große Datenbanken zugreifen und das medizinische Wissen laufend aktualisieren.

2. KI-gestützte Diagnose: KI kann medizinischem Fachpersonal helfen, genauere Diagnosen zu stellen, indem sie komplexe medizinische Daten wie medizinische Bilder, Testergebnisse und Krankengeschichten analysiert. Dies kann den Diagnoseprozess beschleunigen und die Genauigkeit verbessern.

3. Personalisierte Behandlungsplanung: Durch die Analyse spezifischer Patientendaten kann die KI personalisierte Behandlungspläne erstellen, die auf den individuellen Merkmalen jedes Patienten basieren und so die Effizienz der Pflege verbessern.

4. Fernüberwachung von Patienten: KI ermöglicht die kontinuierliche Überwachung von Patienten aus der Ferne, was besonders für Patienten mit chronischen Krankheiten oder in der Rekonvaleszenz hilfreich ist. KI-Systeme können das Gesundheitspersonal bei wichtigen Veränderungen im Gesundheitszustand des Patienten alarmieren und so ein schnelles Eingreifen ermöglichen.

5. Optimierung von Arbeitsabläufen: KI kann bestimmte administrative und sich wiederholende Aufgaben automatisieren, sodass sich das Gesundheitspersonal stärker auf die klinische Versorgung konzentrieren und den Verwaltungsaufwand reduzieren kann.

Der Einsatz von KI in der ersten Linie der Gesundheitsfürsorge bringt jedoch auch einige Herausforderungen mit sich:

1. Integration in bestehende Praktiken : Die Integration von KI in bestehende Gesundheitssysteme kann komplex sein und erfordert eine enge Zusammenarbeit zwischen Fachkräften des Gesundheitswesens und Technologieexperten.

2. Bias und Fairness: KI-Modelle können je nach den Daten, auf denen sie trainiert werden, anfällig für Bias sein. Es muss unbedingt sichergestellt werden, dass die Modelle fair sind und nicht bestimmte Patientengruppen auf Kosten anderer bevorzugen.

3. Datenschutz und Datensicherheit : Der Einsatz von KI bedeutet, dass große Mengen sensibler medizinischer Daten gesammelt und geteilt werden. Es ist von entscheidender Bedeutung, die Vertraulichkeit und Sicherheit dieser Daten zu gewährleisten, um die Privatsphäre der Patienten zu schützen.

4. Verantwortlichkeit und Rechenschaftspflicht: Wenn wichtige medizinische Entscheidungen auf der Grundlage von AI-Empfehlungen getroffen werden, ist es von entscheidender Bedeutung, die Verantwortlichkeit für Fehler oder unerwünschte Ergebnisse zu bestimmen.

5. Ausbildung und Fähigkeiten: Gesundheitsfachkräfte müssen im Umgang mit KI geschult werden und spezifische Fähigkeiten entwickeln, um die Vorteile dieser Technologien voll ausschöpfen zu können.

Zusammenfassend lässt sich sagen, dass die KI viele spannende Möglichkeiten bietet, um die erste Linie der Gesundheitsfürsorge zu verbessern, indem sie genauere Diagnosen, personalisierte Behandlungen und eine kontinuierliche Patientenüberwachung ermöglicht. Es ist jedoch entscheidend, die Herausforderungen in Bezug auf Integration, Fairness und Datenschutz zu bewältigen, um sicherzustellen, dass KI verantwortungsvoll und zum Nutzen von Patienten und Angehörigen der Gesundheitsberufe eingesetzt wird. Ein ethischer und durchdachter Ansatz ist von entscheidender Bedeutung, um die Vorteile der KI zu maximieren und gleichzeitig die potenziellen Risiken zu minimieren.

Stärkung der Arzt-Patienten-Beziehung

Die Integration von künstlicher Intelligenz (KI) in die medizinische Praxis kann die Beziehung zwischen Arzt und Patient in Wirklichkeit eher stärken als gefährden. Auch wenn KI unpersönlich erscheinen mag, bietet sie in Wirklichkeit viele Vorteile, die die Kommunikation und die Qualität der Versorgung zwischen Ärzten und ihren Patienten verbessern. So kann KI die Beziehung zwischen Arzt und Patient stärken :

1. Effektivere Sprechstundenzeit: Wenn Ärzte mithilfe von KI medizinische Daten vor der Sprechstunde sortieren und analysieren, können sie mehr Zeit für die direkte Interaktion mit den Patienten aufwenden. So kann eine tiefere Verbindung aufgebaut und auf die Anliegen des Patienten eingehender eingegangen werden.

2. Fundierte Entscheidungsfindung: KI versorgt Ärzte mit relevanten Informationen und evidenzbasierten Empfehlungen und hilft ihnen so, fundiertere Entscheidungen über Diagnose und Behandlungsplan zu treffen. Patienten haben mehr Vertrauen in die Entscheidungen ihres Arztes, wenn diese durch Beweise und gründliche Analysen gestützt werden.

3. Personalisierte Behandlungen: Mithilfe von KI können Ärzte personalisierte Behandlungspläne erstellen, die auf den einzigartigen Merkmalen jedes einzelnen Patienten basieren. Dies zeigt den Patienten, dass ihre individuellen Bedürfnisse berücksichtigt werden, und stärkt so das Vertrauensverhältnis zu ihrem Arzt.

4. Kontinuierliche Patientenbetreuung : KI ermöglicht eine kontinuierliche Patientenbetreuung aus der Ferne und stärkt so die Arzt-Patienten-Beziehung, indem sie ein proaktives Management chronischer Krankheiten gewährleistet und sicherstellt, dass sich der Patient während seines gesamten Behandlungsverlaufs unterstützt fühlt.

5. Verbesserte Kommunikation: Durch den Einsatz von virtuellen Assistenten oder Chatbots können Patienten jederzeit Fragen stellen und medizinische Informationen abrufen, wodurch die Kommunikation und der Zugang zu einer personalisierten Versorgung verbessert werden.

6. Autonomie der Patienten : KI kann Patienten mit medizinischen Informationen und Bildungsressourcen versorgen, sodass sie ihren Gesundheitszustand besser verstehen und aktiv an ihrer eigenen Gesundheitsversorgung mitwirken können. Dies stärkt die Autonomie der Patienten und fördert eine kollaborativere Beziehung zu ihrem Arzt.

7. Heimüberwachung: KI kann es Patienten ermöglichen, ihre Gesundheit zu Hause mithilfe von vernetzten Geräten und mobilen Anwendungen zu überwachen. Ärzte können die Fortschritte der Patienten aus der Ferne verfolgen und so die Nachsorge und das Engagement für die Pflege verbessern.

Es muss jedoch unbedingt beachtet werden, dass die KI die menschliche Arzt-Patienten-Beziehung niemals vollständig ersetzen kann. Der menschliche Aspekt, Empathie und eine herzliche Kommunikation bleiben im Gesundheitswesen unersetzlich. KI sollte auf verantwortungsvolle und ethische Weise eingesetzt werden, um die Arzt-Patienten-Beziehung zu ergänzen und zu verbessern, und nicht, um sie zu ersetzen.

Zusammenfassend lässt sich sagen, dass die Integration von KI in die medizinische Praxis die Arzt-Patienten-Beziehung stärken kann, indem sie die Kommunikation verbessert, informierte medizinische Informationen liefert und eine personalisierte Pflege ermöglicht. KI bietet neue Möglichkeiten, die Effizienz der Versorgung zu steigern und gleichzeitig die Patienten in den Mittelpunkt der Entscheidungsfindung zu stellen, wodurch das Vertrauen und die Zusammenarbeit zwischen den Angehörigen der Gesundheitsberufe und ihren Patienten gestärkt werden.

Ausbildung und Kompetenzen von Gesundheitsfachkräften

Mit der zunehmenden Integration von künstlicher Intelligenz (KI) in die Gesundheitsfürsorge werden die Ausbildung und die Fähigkeiten von Gesundheitsfachkräften entscheidend, um die Vorteile dieser neuen Technologien voll auszuschöpfen. Hier einige wichtige Aspekte im Zusammenhang mit der Ausbildung von Gesundheitsfachkräften im Kontext von KI :

1. Technische Ausbildung: Gesundheitsfachkräfte müssen technische Fähigkeiten erwerben, um KI-Systeme effektiv zu nutzen und die Ergebnisse richtig zu interpretieren. Dazu gehört das Erlernen des Umgangs mit KI-Software, das Verständnis der Algorithmen des maschinellen Lernens und die Fähigkeit, mit KI-Tools zu interagieren, um relevante Informationen über Patienten zu erhalten.

2. Ethische Schulung: Ethische **Schulungen sind** entscheidend, um sicherzustellen, dass Gesundheitsfachkräfte KI auf verantwortungsvolle und faire Weise einsetzen. Sie müssen sich der ethischen Herausforderungen bewusst sein, die mit dem Einsatz von KI im Gesundheitswesen verbunden sind, wie z. B. Datenschutz, algorithmische Verzerrung, Haftung für Fehler und informierte Entscheidungsfindung.

3. Anpassungsfähigkeit an Veränderungen : Die Integration von KI in die Gesundheitsversorgung stellt einen großen Wandel in der medizinischen Praxis dar. Die Beschäftigten im Gesundheitswesen müssen bereit sein, sich an neue Technologien und aufkommende Arbeitsmethoden anzupassen.

4. Weiterbildung: Angesichts der rasanten Entwicklung der KI und ihrer Anwendungen im Gesundheitswesen ist eine kontinuierliche Weiterbildung von entscheidender Bedeutung, um die Kompetenzen der Gesundheitsfachkräfte auf dem neuesten Stand zu halten. So können sie sich über die neuesten technologischen Entwicklungen und bewährten Verfahren im Bereich der KI im Gesundheitswesen auf dem Laufenden halten.

5. Interdisziplinäre Zusammenarbeit: KI im Gesundheitswesen bedeutet häufig eine Zusammenarbeit zwischen Gesundheitsfachkräften und Technologieexperten. Es ist wichtig, dass Gesundheitsfachkräfte Fähigkeiten zur interdisziplinären Zusammenarbeit entwickeln, um effektiv mit KI-Experten zusammenzuarbeiten und Synergien zwischen ihren Fachgebieten zu schaffen.

6. Kommunikationsfähigkeiten: Auch mit dem Einsatz von KI bleibt die Kommunikation ein wesentlicher Bestandteil der Gesundheitsfürsorge. Gesundheitsfachkräfte müssen in der Lage sein, effektiv mit ihren Patienten zu kommunizieren, um ein Vertrauensverhältnis aufzubauen und sie aktiv in ihre Behandlung einzubeziehen.

7. Entwicklung von kritischem Denken: Gesundheitsfachkräfte müssen in der Lage sein, die von der KI gelieferten Ergebnisse kritisch zu verstehen, ihre Genauigkeit zu überprüfen und Kontextfaktoren zu berücksichtigen, um Fehldiagnosen oder -behandlungen zu vermeiden.

Die Ausbildung von Gesundheitsfachkräften im Bereich der KI sollte bereits im Grundstudium der Medizin, Krankenpflege und anderer Gesundheitsdisziplinen beginnen. Für praktizierende Gesundheitsfachkräfte können auch Weiterbildungsprogramme und Workshops zur beruflichen Weiterentwicklung eingerichtet werden. Gesundheitseinrichtungen und Berufsverbände spielen eine entscheidende Rolle bei der Erleichterung von Schulungen und der Bereitstellung von Bildungsressourcen, um Gesundheitsfachkräfte beim Übergang zu einer effektiven und ethisch vertretbaren Nutzung von KI in der klinischen Praxis zu unterstützen.

Die Zukunft der Erstversorgung durch KI

Die Zukunft der vordersten Front des Gesundheitswesens ist unzweifelhaft mit künstlicher Intelligenz (KI) verbunden. Die rasanten Fortschritte im Bereich der KI bieten spannende Möglichkeiten, die Pflege zu verbessern, die Effizienz der medizinischen Praktiken zu steigern und die Beziehung zwischen Gesundheitsfachkräften und Patienten zu stärken. Hier erfahren Sie, wie KI die Zukunft der vordersten Front des Gesundheitswesens verändern könnte :

1. **Frühe und genaue Diagnose:** KI wird weiterhin eine entscheidende Rolle bei der Verbesserung der frühen und genauen Diagnose von Krankheiten spielen. Durch die fortschrittliche Analyse von medizinischen Daten, Bildern und Symptomen werden KI-Systeme in der Lage sein, subtile Anzeichen von Krankheiten zu erkennen, noch bevor die Symptome offensichtlich werden.

2. **Personalisierte Behandlung :** KI wird es ermöglichen, personalisierte Behandlungspläne für jeden Patienten zu erstellen, die seine individuellen Merkmale, Vorlieben und seine Genetik berücksichtigen. Die Behandlungen werden präzise angepasst werden können, um die Wirksamkeit zu maximieren und die Nebenwirkungen zu minimieren.

3. **Virtuelle Unterstützung für Angehörige der Gesundheitsberufe:** Virtuelle Assistenten und Chatbots

werden Angehörige der Gesundheitsberufe weiterhin unterstützen, indem sie Patientenfragen beantworten, medizinische Informationen bereitstellen und Termine verwalten. Dies wird es Ärzten und Krankenpflegern ermöglichen, sich stärker auf die klinische Versorgung zu konzentrieren.

4. Weit verbreitete Telemedizin: Die Telemedizin wird zu einem festen Bestandteil der Gesundheitsversorgung werden, sodass Patienten ihre Ärzte aus der Ferne für Konsultationen, Nachsorgeuntersuchungen und Verschreibungen konsultieren können, wodurch der Zugang zur Gesundheitsversorgung verbessert wird.

5. Proaktive Behandlung chronischer Krankheiten: KI-Systeme werden es Gesundheitsfachkräften ermöglichen, Patienten mit chronischen Krankheiten kontinuierlich zu überwachen und Anzeichen einer Verschlechterung frühzeitig zu erkennen, sodass eine frühzeitige und proaktive Behandlung möglich wird.

6. Mensch-Maschine-Zusammenarbeit: Die KI wird eng mit medizinischem Fachpersonal zusammenarbeiten, um relevante Empfehlungen und Informationen zu liefern, die es Ärzten, Krankenpflegern und anderen Fachkräften ermöglichen, fundierte Entscheidungen zu treffen und eine qualitativ hochwertige Versorgung anzubieten.

7. Präventives Screening: Die KI wird eingesetzt, um prädiktive Analysen durchzuführen, um Risikofaktoren bei Patienten zu erkennen und diejenigen zu identifizieren, die von einem präventiven Screening auf potenzielle Krankheiten profitieren könnten.

8. Weiterbildung und Spezialisierung: KI wird neue Möglichkeiten für die Weiterbildung und Spezialisierung von Gesundheitsfachkräften eröffnen. Sie werden zusätzliche Fähigkeiten erwerben können, um KI-Technologien in ihrer klinischen Praxis effektiv einzusetzen.

Es ist jedoch wichtig zu beachten, dass trotz der vielen Fortschritte der KI die menschliche Dimension in der Gesundheitsfürsorge entscheidend bleiben wird. Patienten brauchen Mitgefühl, Einfühlungsvermögen und eine vertrauensvolle Beziehung zu ihren Gesundheitsfachkräften. KI muss verantwortungsvoll eingesetzt werden, um die Gesundheitsversorgung zu ergänzen und zu verbessern, wobei das Wohl des Patienten stets im Mittelpunkt stehen muss.

Zusammenfassend lässt sich sagen, dass die Zukunft der ersten Gesundheitsversorgungslinie durch die Integration von KI geprägt wird, was zu präziseren Diagnosen und Behandlungen, einem besseren Umgang mit chronischen Krankheiten und einer insgesamt effizienteren Gesundheitsversorgung führen wird. Um die Vorteile der KI voll auszuschöpfen, ist es von entscheidender Bedeutung, Gesundheitsfachkräfte auszubilden und darauf vorzubereiten, diese Technologie auf verantwortungsvolle und ethische Weise zu nutzen, wobei die Bedeutung der Arzt-Patienten-Beziehung und der menschliche Aspekt der Gesundheitsfürsorge gewahrt bleiben müssen.

KI in der Palliativmedizin: Technischer Trost und menschliche Unterstützung

Einführung in Palliativmedizin und KI

Die Palliativmedizin ist ein umfassender Ansatz in der Gesundheitsversorgung, der die Lebensqualität von Patienten mit schweren Krankheiten verbessern soll, indem er sich auf die Linderung von Schmerzen, Symptomen und emotionalem Leiden konzentriert. Die Einführung von künstlicher Intelligenz (KI) in der Palliativmedizin bietet neue Möglichkeiten, die Betreuung von Patienten am Lebensende zu verbessern und ihre Familien zu unterstützen. So könnte KI in die Hospiz- und Palliativversorgung integriert werden :

1. **Symptommanagement:** KI kann eingesetzt werden, um die Symptome von Patienten am Lebensende wie Schmerzen, Übelkeit oder Müdigkeit in Echtzeit zu verfolgen. Mithilfe von tragbaren Sensoren und vernetzten Geräten können wertvolle Daten gesammelt werden, die dem Gesundheitspersonal helfen, die Behandlung anzupassen, um eine optimale Linderung der Symptome zu erreichen.

2. **Vorhersage von Patientenbedürfnissen:** Durch die Analyse von medizinischen Daten und der Krankengeschichte des Patienten kann die KI zukünftige Bedürfnisse des Patienten in Bezug auf die Palliativversorgung vorhersagen. Dies ermöglicht eine proaktive Planung von Interventionen und eine bessere Patientenversorgung.

3. **Kommunikationsunterstützung:** KI kann Patienten und ihren Familien Bildungsressourcen und medizinische

Informationen **zur** Verfügung stellen und ihnen dabei helfen, die Krankheit und die verfügbaren Behandlungsoptionen besser zu verstehen. Chatbots oder virtuelle Assistenten können auch eingesetzt werden, um Fragen von Patienten und ihren Angehörigen zu beantworten und so eine kontinuierliche Unterstützung während des gesamten palliativmedizinischen Prozesses zu bieten.

4. Emotionale Unterstützung: Die KI kann Patienten und ihren Familien emotionale Unterstützung bieten, indem sie Ressourcen für psychologische Hilfe, Techniken zur Stressbewältigung und Beratungsdienste bereitstellt, die auf ihre spezifischen Bedürfnisse zugeschnitten sind.

5. Fortgeschrittene Planung von medizinischen Anweisungen: KI kann Patienten dabei helfen, medizinische Vorausverfügungen auf der Grundlage ihrer Werte und Präferenzen zu erstellen. Dadurch wird sichergestellt, dass Patienten eine Versorgung erhalten, die ihren Wünschen entspricht, auch wenn ihre Entscheidungsfähigkeit beeinträchtigt ist.

6. Optimierung des Ressourceneinsatzes: KI kann zur Optimierung des Ressourceneinsatzes beitragen, indem sie Personal effizient einsetzt und die Hospiz- und Palliativdienste koordiniert, um den wachsenden Bedürfnissen von Patienten am Lebensende gerecht zu werden.

7. Überwachung und Bewertung der Versorgung: KI kann eingesetzt werden, um die Effektivität der Palliativversorgung zu bewerten und Bereiche zu identifizieren, die einer Verbesserung bedürfen. Dies ermöglicht eine kontinuierliche Optimierung der klinischen Praxis und eine Verbesserung der Versorgungsqualität.

Es ist jedoch wichtig zu beachten, dass die KI niemals die menschliche Dimension der Palliativmedizin ersetzen kann. Die entscheidende Rolle von Gesundheitsfachkräften, Krankenpflegern und Unterstützungspersonal bei der einfühlsamen Kommunikation, dem aktiven Zuhören und der emotionalen Unterstützung von Patienten am Lebensende und ihren Familien kann nicht durch Technologie ersetzt werden.

Zusammenfassend lässt sich sagen, dass die Einführung von KI in der Palliativmedizin erhebliche Vorteile für die Verbesserung der Betreuung von Patienten am Lebensende bietet. KI kann zu einem effektiveren Symptommanagement, einer besseren Kommunikation und emotionaler Unterstützung für Patienten und ihre Familien beitragen. Es ist jedoch entscheidend, die Bedeutung der menschlichen Beziehung und des Mitgefühls bei der Bereitstellung von Palliativmedizin beizubehalten und KI ergänzend einzusetzen, um die Qualität der Versorgung zu optimieren und die Gesamterfahrung von Patienten am Lebensende zu verbessern.

Linderung von Schmerzen und Symptomen

Künstliche Intelligenz (KI) bietet vielversprechende Möglichkeiten zur Linderung von Schmerzen und Symptomen im Kontext der Gesundheitsfürsorge, einschließlich der Palliativmedizin. Im Folgenden wird erläutert, wie KI zur Verbesserung der Schmerz- und Symptomlinderung beitragen kann :

1. Echtzeitüberwachung: KI kann durch den Einsatz von tragbaren Sensoren und vernetzten medizinischen Geräten eine Echtzeitüberwachung der Symptome von Patienten ermöglichen. Diese Daten werden dann analysiert, um wertvolle Informationen über die Entwicklung von

Schmerzen und anderen Symptomen zu liefern, sodass das Gesundheitspersonal den Behandlungsplan schnell an die Bedürfnisse des Patienten anpassen kann.

2. Früherkennung: KI kann frühe Anzeichen von Schmerzen oder aufkommenden Symptomen erkennen, die vom Patienten möglicherweise übersehen werden oder bei herkömmlichen Arztbesuchen unbemerkt bleiben. Dies ermöglicht ein frühzeitiges und proaktives Eingreifen, um Beschwerden zu lindern, bevor sie sich verschlimmern.

3. Personalisierte Analgesie: Mithilfe von KI können medizinische Fachkräfte für jeden Patienten individuelle Schmerzbewältigungsansätze entwerfen, die individuelle Merkmale, die Krankengeschichte, die Reaktion auf frühere Behandlungen und andere Faktoren, die die Schmerzempfindlichkeit beeinflussen, berücksichtigen.

4. Optimierung von Behandlungen : Mithilfe von KI können große Sätze von klinischen und Forschungsdaten analysiert werden, um die wirksamsten Behandlungsmethoden für bestimmte Erkrankungen oder Symptome zu ermitteln. Dies ermöglicht es, evidenzbasierte Behandlungsentscheidungen zu treffen und Patienten die besten verfügbaren Optionen zur Linderung ihrer Symptome anzubieten.

5. Krisenvorhersage: Bei bestimmten chronischen Krankheiten oder Zuständen kann die KI das Auftreten von Krisen oder akuten Episoden vorhersagen, z. B. Schmerzattacken bei Patienten mit bestimmten chronischen Krankheiten. Dadurch können Gesundheitsfachkräfte besser darauf vorbereitet sein, schnell zu reagieren und die Schmerzen der Patienten so früh wie möglich zu lindern.

6. Verwaltung von Polypharmazie : KI kann dabei helfen, potenziell gefährliche Wechselwirkungen von

Medikamenten zu verwalten oder die Dosierung von Medikamenten zu optimieren, um unerwünschte Nebenwirkungen zu minimieren, und so dazu beitragen, den Komfort der Patienten zu erhöhen und gleichzeitig die Risiken zu minimieren.

7. Nicht-pharmakologische Intervention: Die KI kann auch den Einsatz nicht-pharmakologischer Interventionen wie Musiktherapie, virtuelle Realität oder kognitive Verhaltenstherapie unterstützen, um bei bestimmten Patienten Schmerzen und Symptome zu lindern.

Es ist wichtig zu betonen, dass KI zwar viele Vorteile bei der Linderung von Schmerzen und Symptomen bieten kann, aber niemals die Beziehung zwischen dem Gesundheitsfachmann und dem Patienten ersetzen darf. Einfühlsame Kommunikation und aufmerksames Zuhören bleiben wesentliche Elemente, um die Erfahrungen des Patienten vollständig zu verstehen und die Pflege entsprechend anzupassen.

Zusammenfassend lässt sich sagen, dass Künstliche Intelligenz Möglichkeiten bietet, die Linderung von Schmerzen und Symptomen durch Echtzeitüberwachung, Früherkennung, personalisierte Behandlung und optimierte Interventionen zu verbessern. Der sinnvolle Einsatz von KI in Verbindung mit dem Fachwissen und dem Mitgefühl von Gesundheitsfachkräften kann dazu beitragen, die Lebensqualität von Patienten erheblich zu verbessern, insbesondere im Zusammenhang mit der Palliativmedizin und chronischen Krankheiten.

Personalisierung von Pflege und Kommunikation

Künstliche Intelligenz (KI) eröffnet spannende Möglichkeiten für die Personalisierung von Pflege und Kommunikation im Gesundheitswesen. Durch die Analyse großer Datensätze kann KI wertvolle Informationen über Patienten liefern und ihnen helfen, fundierte Entscheidungen in Bezug auf ihre Gesundheit zu treffen. Hier erfahren Sie, wie KI zur Personalisierung von Pflege und Kommunikation eingesetzt werden kann :

1. Profiling von Patienten : KI kann die Krankengeschichte, Untersuchungsergebnisse, Lebensgewohnheiten und Vorlieben von Patienten analysieren, um individuelle Profile zu erstellen. Diese Profile helfen dem Gesundheitspersonal, die spezifischen Bedürfnisse jedes einzelnen Patienten besser zu verstehen und die Behandlungspläne entsprechend anzupassen.

2. Personalisierte Behandlungsempfehlungen: Durch den Einsatz von KI können Angehörige der Gesundheitsberufe personalisierte Behandlungsempfehlungen erhalten, die auf den spezifischen Merkmalen jedes einzelnen Patienten basieren. Dadurch können gezieltere Behandlungspläne erstellt werden, was die Erfolgschancen erhöht und unerwünschte Nebenwirkungen verringert.

3. Angepasste Kommunikation: KI kann dazu verwendet werden, die Kommunikation an die individuellen Bedürfnisse der Patienten anzupassen. Beispielsweise erhalten manche Patienten Terminerinnerungen vielleicht lieber per SMS, während andere Telefonanrufe oder E-Mails bevorzugen. Die KI kann die bevorzugten Kommunikationskanäle für jeden Patienten ermitteln und so die Effizienz der Kommunikation verbessern.

4. Fernüberwachung: Durch den Einsatz von vernetzten Sensoren und tragbaren Geräten ermöglicht die KI die Fernüberwachung von Patienten. Gesundheitsfachkräfte können Echtzeitdaten über den Gesundheitszustand der Patienten erhalten, sodass sie Veränderungen oder potenzielle Probleme schneller erkennen und rechtzeitig angemessene Hilfe leisten können.

5. Aufklärung und Befähigung von Patienten : KI kann dabei helfen, Patienten personalisierte medizinische Informationen zur Verfügung zu stellen und sie über ihren spezifischen Gesundheitszustand und die verfügbaren Behandlungsoptionen aufzuklären. Dadurch werden Patienten in die Lage versetzt, informierte Entscheidungen über ihre Gesundheit zu treffen und aktive Partner in ihrer Gesundheitsversorgung zu werden.

6. Gezielte Prävention: Durch die Analyse individueller Risikofaktoren kann die KI dabei helfen, Patienten zu identifizieren, die am ehesten bestimmte Krankheiten entwickeln. Dies ermöglicht ein frühzeitiges und gezieltes Eingreifen, um das Fortschreiten der Krankheit zu verhindern oder zu verlangsamen.

7. Management chronischer Krankheiten: KI kann das Management chronischer Krankheiten unterstützen, indem sie personalisierte Erinnerungen an die Einnahme von Medikamenten liefert, die Einhaltung von Behandlungsplänen fördert und Ratschläge zu Änderungen des Lebensstils gibt, um die Gesundheit langfristig zu verbessern.

Obwohl die KI spannende Möglichkeiten zur Personalisierung der Pflege und Kommunikation bietet, ist es entscheidend zu erkennen, dass die menschliche Dimension in der Beziehung zwischen Gesundheitspersonal und Patienten unersetzlich bleibt. KI sollte ergänzend eingesetzt werden, um die Pflege zu unterstützen und zu verbessern, wobei der Schwerpunkt auf einem patientenzentrierten Ansatz liegen und sichergestellt werden sollte, dass die individuellen Bedürfnisse und Vorlieben der Patienten respektiert werden.

Zusammenfassend lässt sich sagen, dass KI innovative Möglichkeiten bietet, die Gesundheitsfürsorge und Kommunikation zu personalisieren, indem sie auf den einzelnen Patienten zugeschnittene Behandlungsempfehlungen, bevorzugte Kommunikationskanäle und maßgeschneiderte Aufklärung bietet. Der verantwortungsvolle Einsatz von KI im Gesundheitswesen wird die Effektivität und Effizienz der Pflege verbessern und gleichzeitig die Beziehung zwischen Patienten und Gesundheitsfachkräften stärken.

Unterstützung für pflegende Angehörige und Angehörige der Gesundheitsberufe

Künstliche Intelligenz (KI) bietet ein großes Potenzial, um pflegenden Angehörigen und Gesundheitsfachkräften in ihrer Rolle als Patientenbetreuer wertvolle Unterstützung zu bieten. Mithilfe ausgeklügelter Algorithmen und Datenanalysen kann KI Pflegeprozesse verbessern, relevante Informationen anbieten und Verwaltungsaufgaben erleichtern. Hier erfahren Sie, wie KI eine wertvolle Hilfe sein kann :

1. Verwaltung von Krankenakten: KI kann eingesetzt werden, um die Krankenakten von Patienten effizient zu organisieren und zu verwalten. Durch die Automatisierung bestimmter Verwaltungsaufgaben im Zusammenhang mit der Dokumentation ermöglicht es KI dem Gesundheitspersonal, mehr Zeit für die Interaktion mit den

Patienten und die Bereitstellung von Pflegeleistungen aufzuwenden.

2. Diagnoseunterstützung: KI kann medizinische Fachkräfte beim Diagnoseprozess unterstützen, indem sie die medizinischen Daten von Patienten analysiert, Hypothesen aufstellt und Informationen über mögliche Behandlungsoptionen liefert. Dies kann besonders bei komplexen oder seltenen Krankheiten hilfreich sein.

3. Vorhersage von Behandlungsergebnissen: Mithilfe von KI können medizinische Fachkräfte Vorhersagen über die wahrscheinlichen Ergebnisse der vorgeschlagenen Behandlungen erhalten. Dies hilft ihnen, den besten Behandlungsansatz für jeden Patienten unter Berücksichtigung seines spezifischen Gesundheitszustands und seiner Krankengeschichte zu wählen.

4. Unterstützung klinischer Entscheidungen: KI kann Empfehlungen und Ratschläge für Gesundheitsfachkräfte bereitstellen, wenn diese vor komplexen klinischen Entscheidungen stehen. Diese Vorschläge können auf wissenschaftlichen Erkenntnissen, medizinischen Protokollen und bewährten Verfahren basieren.

5. Fernüberwachung von Patienten: KI ermöglicht eine kontinuierliche Fernüberwachung von Patienten durch den Einsatz von Sensoren und vernetzten Geräten. Dadurch können Gesundheitsfachkräfte Veränderungen im Gesundheitszustand eines Patienten schnell erkennen und entsprechend eingreifen.

6. Emotionale Unterstützung für pflegende Angehörige : Die KI kann pflegenden Angehörigen emotionale Unterstützung bieten, indem sie ihnen Ressourcen für psychologische Hilfe, Strategien zur Stressbewältigung und Informationen zur Patientenversorgung zur Verfügung stellt.

7. Weiterbildung: KI kann für die Weiterbildung von Fachkräften im Gesundheitswesen eingesetzt werden, indem ihnen E-Learning-Module zur Verfügung gestellt werden, die auf ihre Bedürfnisse und ihr Fachgebiet zugeschnitten sind.

8. Ressourcenoptimierung: KI kann dazu beitragen, die Nutzung von Ressourcen in Gesundheitseinrichtungen zu optimieren, indem sie den Bedarf vorhersagt, Arbeitszeiten optimiert und die Planung der Pflege erleichtert.

Es ist jedoch wichtig zu beachten, dass KI die Rolle von Gesundheitsfachkräften und Betreuern nicht ersetzen, sondern vielmehr unterstützen und ergänzen sollte. Die menschliche Beziehung und das Mitgefühl bleiben in der Gesundheitsfürsorge von entscheidender Bedeutung, und KI muss ethisch und verantwortungsvoll eingesetzt werden, um die Pflege zu verbessern, ohne die Beziehung zwischen Pflegekräften und Patienten zu gefährden.

Zusammenfassend lässt sich sagen, dass KI zahlreiche Möglichkeiten bietet, pflegende Angehörige und Fachkräfte im Gesundheitswesen zu unterstützen, indem sie Verwaltungsaufgaben erleichtert, Pflegeprozesse verbessert, relevante Informationen bereitstellt und den Einsatz von Ressourcen optimiert. Die verantwortungsvolle Integration von KI in die Gesundheitsfürsorge kann dazu beitragen, die Effizienz und Qualität der Pflege zu verbessern und gleichzeitig die Pflegekräfte zu entlasten.

Grenzen der KI in der Palliativmedizin

Obwohl die künstliche Intelligenz (KI) viele Möglichkeiten zur Verbesserung der Palliativmedizin bietet, hat sie auch einige Grenzen, die beachtet werden müssen. Im Folgenden werden einige der Grenzen von KI in diesem Zusammenhang erläutert:

1. Komplexität der ganzheitlichen Betreuung: Palliativmedizin beinhaltet häufig einen umfassenden und ganzheitlichen Ansatz bei der Betreuung des Patienten, der nicht nur die Linderung körperlicher Symptome, sondern auch emotionale, soziale und spirituelle Unterstützung umfasst. KI kann zwar bei der Bewältigung von Symptomen helfen, aber sie kann die menschliche und empathische Dimension der ganzheitlichen Betreuung durch Gesundheitsfachkräfte und Betreuer nicht ersetzen.

2. Verständnis der emotionalen Bedürfnisse : KI kann Informationen über körperliche Symptome und den Krankheitsverlauf liefern, aber es kann ihr schwer fallen, die emotionalen und psychologischen Bedürfnisse von Patienten am Lebensende zu verstehen. Einfühlsame Kommunikation und menschliche Verbindung bleiben entscheidend, um die emotionalen Bedürfnisse von Patienten und ihren Familien zu erfüllen.

3. Ethische Entscheidungsfindung: KI kann evidenzbasierte Behandlungsempfehlungen geben, aber es kann komplexe Situationen geben, in denen ethische Entscheidungen nicht allein auf der Grundlage von Daten getroffen werden können. Die ethische Entscheidungsfindung in der Palliativmedizin erfordert gründliche Überlegungen unter Berücksichtigung der Werte und Präferenzen des Patienten, was über die Reichweite von KI hinausgeht.

4. Vertraulichkeit und Datenschutz : Der Einsatz von KI in der Palliativmedizin bedeutet, dass sensible Daten über die Gesundheit der Patienten gesammelt und verarbeitet werden. Die Gewährleistung der Vertraulichkeit und des Schutzes dieser Daten ist von entscheidender Bedeutung, um das Vertrauen zwischen Patienten, Betreuern und Gesundheitsfachkräften zu erhalten.

5. Kosten und Zugänglichkeit: Einige KI-Technologien können in ihrer Einführung und Wartung kostspielig sein, was ihre Zugänglichkeit für bestimmte Gesundheitseinrichtungen oder weniger entwickelte Regionen einschränken kann. Es muss unbedingt sichergestellt werden, dass die Einführung von KI in der Palliativmedizin fair und für alle Patienten zugänglich ist, unabhängig von ihrem Wohnort oder ihrer wirtschaftlichen Situation.

6. Technologieabhängigkeit: Während KI erhebliche Vorteile bietet, kann eine übermäßige Abhängigkeit von der Technologie Risiken mit sich bringen, darunter die Enthumanisierung der Pflege, die Verringerung der menschlichen Entscheidungsfindung und der Verlust der Verbindung zwischen Patienten und Pflegekräften.

7. Kontinuierliches **Lernen:** KI beruht auf dem Lernen aus vergangenen Daten. Daher ist es von entscheidender Bedeutung, sicherzustellen, dass KI-Modelle regelmäßig aktualisiert werden und aktuelle medizinische Fortschritte und bewährte Verfahren widerspiegeln.

Zusammenfassend lässt sich sagen, dass KI zwar spannende Möglichkeiten zur Verbesserung der Palliativmedizin bietet, aber auch Grenzen hat, die unbedingt beachtet werden müssen. Der Schlüssel liegt in einer verantwortungsvollen Integration von KI in die Palliativmedizin, bei der die menschliche Dimension im

Vordergrund steht und sichergestellt wird, dass Pflegeentscheidungen sowohl die medizinischen Daten als auch die emotionalen und ethischen Bedürfnisse der Patienten und ihrer Familien berücksichtigen.

Integrativer Ansatz: KI mit menschlicher Unterstützung kombinieren

Der integrative Ansatz besteht darin, künstliche Intelligenz (KI) mit menschlicher Unterstützung zu kombinieren, um eine umfassende und qualitativ hochwertige Gesundheitsversorgung zu ermöglichen. Anstatt zu versuchen, das Gesundheitspersonal vollständig durch KI zu ersetzen, zielt dieser Ansatz darauf ab, die jeweiligen Stärken von KI und menschlichem Fachwissen zu nutzen, um die Pflege und die Erfahrungen der Patienten zu verbessern. Im Folgenden wird erläutert, wie dieser Ansatz in verschiedenen Facetten des Gesundheitswesens umgesetzt werden kann:

1. KI-gestützte Diagnose mit menschlicher Bestätigung: Mithilfe von KI können riesige Mengen an medizinischen Daten schnell analysiert und diagnostische Hypothesen vorgeschlagen werden. Medizinische Fachkräfte können diese Diagnosevorschläge dann prüfen, ihr eigenes Fachwissen und alle Informationen des Patienten berücksichtigen, um die Diagnose zu bestätigen oder anzupassen.

2. Personalisierung von Behandlungsplänen : KI kann auf medizinischen Protokollen und Evidenz basierende Empfehlungen für die Behandlung einer bestimmten Krankheit liefern. Das Gesundheitspersonal kann diese Empfehlungen dann individuell anpassen und dabei die Vorlieben des Patienten, seinen allgemeinen

Gesundheitszustand, seine Werte und Ziele berücksichtigen.

3. Kontinuierliche Überwachung von Patienten : KI kann eingesetzt werden, um die Vitalzeichen und Symptome von Patienten aus der Ferne in Echtzeit zu überwachen. Wenn besorgniserregende Veränderungen festgestellt werden, kann die KI das Gesundheitspersonal alarmieren, damit dieses sofort und individuell reagieren kann.

4. Emotionale Unterstützung und einfühlsame Kommunikation: KI kann zwar bei der Bereitstellung von Informationen und Erinnerungen hilfreich sein, aber es gibt keinen Ersatz für die emotionale Unterstützung und einfühlsame Kommunikation, die von Gesundheitsfachkräften und Betreuern angeboten werden. Sie können eine Beziehung zu den Patienten aufbauen, ihre Emotionen verstehen und auf ihre psychologischen Bedürfnisse eingehen.

5. Gemeinsame Entscheidungsfindung : KI kann dabei helfen, objektive Informationen über Behandlungsoptionen und deren wahrscheinliche Ergebnisse zu liefern. Die endgültige Entscheidungsfindung sollte jedoch immer zwischen Patient und Gesundheitsfachkraft geteilt werden, wobei die Werte und Vorlieben des Patienten zu berücksichtigen sind.

6. Weiterbildung von Gesundheitsfachkräften: KI kann als Weiterbildungsinstrument für Gesundheitsfachkräfte eingesetzt werden, indem sie diese mit Updates zu den neuesten medizinischen Entwicklungen und neuen Behandlungsansätzen versorgt.

7. Privatsphäre und Ethik: Der integrative Ansatz muss ethische Fragen und den Schutz der Privatsphäre der Patienten berücksichtigen und sicherstellen, dass medizinische Daten auf verantwortungsvolle und sichere Weise verwendet werden.

Wenn wir KI auf ethische und verantwortungsvolle Weise in die Gesundheitsversorgung integrieren, können wir die Effizienz und Genauigkeit der Pflege verbessern und gleichzeitig eine starke menschliche Bindung zwischen Pflegekräften, Patienten und ihren Familien aufrechterhalten. Dieser integrative Ansatz ermöglicht es, KI-Technologien optimal zu nutzen und gleichzeitig das Fachwissen und Mitgefühl der Pflegekräfte zu würdigen - für eine umfassendere, personalisierte und patientenzentrierte Gesundheitsversorgung.

Ausblick auf die Zukunft : Die Entwicklung der Palliativmedizin mithilfe von KI

Die Aussichten für die Zukunft der Hospiz- und Palliativversorgung mit künstlicher Intelligenz (KI) sind vielversprechend und stoßen im Gesundheitsbereich auf großes Interesse. KI hat das Potenzial, die Bereitstellung von Palliativmedizin erheblich zu verändern, indem sie die Effizienz, Qualität und Zugänglichkeit der Dienstleistungen für Patienten am Lebensende verbessert. Hier einige Schlüsselperspektiven für die Entwicklung der Palliativversorgung mit KI :

1. Verbesserte Diagnose- und Vorhersagegenauigkeit: Durch die Analyse großer medizinischer Datensätze kann die KI dazu beitragen, die Genauigkeit der Diagnose von schweren Krankheiten und Zuständen am Lebensende zu verbessern. Außerdem kann sie den Krankheitsverlauf und die zukünftigen Bedürfnisse der Patienten genauer vorhersagen und so eine effektivere Planung der Pflege ermöglichen.

2. Personalisierte Versorgung: KI kann eingesetzt werden, um eine stärker personalisierte Palliativversorgung zu ermöglichen, die die einzigartigen Merkmale jedes einzelnen Patienten berücksichtigt. Behandlungspläne können auf die Vorlieben, Werte und Ziele jedes Einzelnen abgestimmt werden, was die Lebensqualität am Lebensende verbessert.

3. Kontinuierliche Überwachung von Patienten : KI ermöglicht durch den Einsatz von Sensoren und vernetzten Geräten die kontinuierliche Überwachung von Patienten am Lebensende, auch aus der Ferne. Dadurch können Gesundheitsfachkräfte Veränderungen im Gesundheitszustand des Patienten schnell erkennen und rechtzeitig eine angemessene Intervention einleiten.

4. Emotionale und psychologische Unterstützung: KI kann eingesetzt werden, um Patienten und ihren Familien am Lebensende emotionale Unterstützung zukommen zu lassen. Empathische Chatbots und virtuelle Unterstützungsprogramme können dabei helfen, die emotionalen Bedürfnisse der Patienten zu befriedigen und Ressourcen für psychologische Hilfe bereitzustellen.

5. Aufklärung von Patienten und Familien: KI kann eingesetzt werden, um Patienten und ihren Familien aufklärende Informationen über Palliativmedizin, Behandlungsoptionen, ethische Entscheidungen und Symptommanagement zu liefern. Dadurch werden die Patienten stärker in ihre Betreuung einbezogen und die gemeinsame Entscheidungsfindung erleichtert.

6. Integration der Palliativmedizin in die Gesundheitssysteme: KI kann dazu beitragen, die Palliativmedizin stärker in die Gesundheitssysteme zu integrieren, indem sie den Informationsaustausch zwischen den verschiedenen Gesundheitsdienstleistern und

Gesundheitseinrichtungen erleichtert. Dies ermöglicht eine reibungslosere Kontinuität der Versorgung von Patienten am Lebensende.

7. Forschung und Entwicklung neuer Behandlungsmethoden : KI kann die medizinische Forschung im Bereich der Palliativmedizin beschleunigen, indem sie große Datenmengen schnell analysiert und potenzielle neue therapeutische Ziele identifiziert. Dies könnte zu großen Fortschritten bei der Behandlung von Symptomen und schweren Krankheiten am Lebensende führen.

Es ist wichtig zu betonen, dass KI trotz der positiven Aussichten niemals die menschliche Dimension in der Palliativversorgung ersetzen darf. Die Präsenz und emotionale Unterstützung durch medizinisches Fachpersonal und pflegende Angehörige bleibt entscheidend, um einen umfassenden und empathischen Ansatz in der Pflege am Lebensende zu bieten.

Zusammenfassend lässt sich sagen, dass KI viele Möglichkeiten bietet, die Palliativmedizin zu verbessern, indem sie die Genauigkeit der Diagnose erhöht, die Behandlung personalisiert, emotionale Unterstützung bietet und den Zugang zur Versorgung erleichtert. Die verantwortungsvolle Integration von KI in die Palliativmedizin kann dazu beitragen, die Lebensqualität von Patienten am Lebensende zu verbessern und ihre Familien während dieser schwierigen Zeit zu unterstützen. Es muss jedoch unbedingt sichergestellt werden, dass KI auf ethische und patientenzentrierte Weise eingesetzt wird, wobei Mitgefühl und Empathie stets im Mittelpunkt der Palliativversorgung stehen müssen.

Die Zukunft des Gesundheitswesens: Eine integrierte Vision von KI und Menschlichkeit

Einführung in die Zukunft des Gesundheitswesens

Die Zukunft des Gesundheitswesens verspricht, von technologischen Fortschritten und Innovationen geprägt zu sein, die die Art und Weise, wie Gesundheitsdienstleistungen erbracht werden, grundlegend verändern werden. Mehrere Schlüsselfaktoren werden dazu beitragen, diese spannende Zukunft zu gestalten:

1. Künstliche Intelligenz (KI) und Big Data: KI und Big-Data-Analysen werden in der Gesundheitsfürsorge der Zukunft eine entscheidende Rolle spielen. KI kann dazu beitragen, die Diagnose, die klinische Entscheidungsfindung, die Verwaltung von Krankenakten und die Vorhersage von Krankheiten zu verbessern und die medizinische Forschung zu erleichtern. Big Data wird auch ein besseres Verständnis von Gesundheitstrends, Epidemien und Krankheitsmustern ermöglichen.

2. Telemedizin und digitale Gesundheit: Die Telemedizin wird sich weiterentwickeln und den Patienten Zugang zu einer Gesundheitsversorgung aus der Ferne bieten, wodurch geografische Hindernisse überwunden und Wartezeiten verkürzt werden können. Gesundheitsanwendungen, tragbare Geräte und vernetzte Sensoren werden eine immer größere Rolle bei der Überwachung und Verwaltung der Gesundheit des Einzelnen spielen.

3. Personalisierte Versorgung : Fortschritte in der Genomik, der Präzisionsmedizin und der KI werden eine stärker personalisierte Gesundheitsversorgung ermöglichen, die auf die spezifischen Merkmale jedes einzelnen Patienten zugeschnitten ist. Die Behandlungen werden auf der Grundlage des genetischen Profils und der einzigartigen Bedürfnisse jedes Einzelnen entwickelt werden.

4. Robotik und Automatisierung: Die medizinische Robotik wird sich weiterentwickeln und das Gesundheitspersonal bei chirurgischen Aufgaben, der Rehabilitation, der Patientenversorgung und der Krankenhauslogistik unterstützen. Die Automatisierung wird dazu beitragen, die Effizienz von Prozessen zu steigern, Fehler zu reduzieren und mehr Zeit für eine qualitativ hochwertige Pflege zu schaffen.

5. Regenerative Medizin: Die Forschung im Bereich der regenerativen Medizin wird Fortschritte machen und die Regeneration von beschädigtem Gewebe und Organen ermöglichen. Dies wird Möglichkeiten zur Behandlung bestimmter chronischer Krankheiten und schwerer Verletzungen eröffnen.

6. Ethik und Sicherheit: Mit dem Fortschreiten der Technologie wird die Frage der Ethik und des Schutzes von Gesundheitsdaten immer entscheidender werden. Es werden strenge ethische Standards eingeführt werden müssen, um die Vertraulichkeit und Sicherheit der Patienteninformationen zu gewährleisten.

7. Interdisziplinäre Zusammenarbeit: Die Zukunft des Gesundheitswesens wird eine verstärkte Zusammenarbeit zwischen Gesundheitsfachkräften, Forschern, Ingenieuren und Technologieexperten erfordern. Gemeinsam werden sie innovative Lösungen für die Herausforderungen des Gesundheitswesens entwickeln können.

8. Weiterbildung: Gesundheitsfachkräfte müssen regelmäßig in neuen Technologien und aufkommenden Praktiken geschult werden, um auf ihrem Gebiet auf dem neuesten Stand zu bleiben und eine qualitativ hochwertige Gesundheitsversorgung zu bieten.

Alles in allem wird die Zukunft des Gesundheitswesens durch einen stärker personalisierten, technologischen und patientenzentrierten Ansatz gekennzeichnet sein. Technologische Fortschritte wie KI, Telemedizin und regenerative Medizin werden Möglichkeiten für eine effizientere, zugänglichere und auf Prävention ausgerichtete Gesundheitsversorgung bieten. Es wird jedoch entscheidend darauf ankommen, dass diese Fortschritte auf verantwortungsvolle, ethische und faire Weise genutzt werden, um den Nutzen für die Gesellschaft als Ganzes zu maximieren.

KI als Ergänzung zu Pflegekräften

Künstliche Intelligenz (KI) wird sich zu einer wertvollen Ergänzung der Pflegekräfte im Gesundheitsbereich entwickeln. Anstatt die Gesundheitsfachkräfte vollständig zu ersetzen, kann KI strategisch integriert werden, um ihre Effizienz, Entscheidungsfindung und Pflegeleistung zu verbessern. Im Folgenden wird erläutert, wie KI als wertvolle Ergänzung zu Pflegekräften fungieren kann:

1. KI-gestützte Datenanalyse und Diagnose: KI kann riesige Mengen an medizinischen Daten, einschließlich medizinischer Bilder, elektronischer Akten und Testergebnisse, schnell verarbeiten. Diese Fähigkeit ermöglicht es medizinischem Fachpersonal, auf umfassendere Informationen zuzugreifen und

Unterstützung beim Diagnoseprozess zu erhalten. KI kann evidenzbasierte Behandlungsempfehlungen geben, sodass Ärzte fundiertere Entscheidungen treffen können.

2. **Kontinuierliche Überwachung von Patienten :** KI kann eingesetzt werden, um die Vitalzeichen und Gesundheitsdaten von Patienten aus der Ferne in Echtzeit zu überwachen. Das Pflegepersonal kann bei besorgniserregenden Veränderungen benachrichtigt werden, sodass es schnell eingreifen und Komplikationen vermeiden kann.

3. **Verwaltung von Krankenakten:** KI kann die Verwaltung von Krankenakten automatisieren, indem sie relevante Informationen aufzeichnet, Behandlungen nachverfolgt und die Koordination zwischen den verschiedenen Gesundheitsdienstleistern erleichtert. Dadurch können sich die Pflegekräfte stärker auf die direkte Erbringung von Pflegeleistungen konzentrieren.

4. **Unterstützung bei repetitiven Aufgaben:** KI kann zur Automatisierung repetitiver und administrativer Aufgaben eingesetzt werden, z. B. Terminplanung, Rechnungsstellung und Verwaltung von Medikamentenbeständen. Dadurch sparen die Pflegekräfte Zeit und können sich auf komplexere und verbindlichere Aufgaben konzentrieren.

5. **Aus- und Weiterbildung:** KI kann als Instrument für die Weiterbildung von Pflegekräften eingesetzt werden, indem sie Aktualisierungen zu den neuesten medizinischen Entwicklungen, Behandlungsprotokollen und bewährten Verfahren liefert. So können Gesundheitsfachkräfte über die neuesten Innovationen auf dem Laufenden bleiben und ihre Fähigkeiten kontinuierlich verbessern.

6. Emotionale Unterstützung von Patienten und Pflegekräften : KI kann eingesetzt werden, um Patienten und Pflegern emotionale Unterstützung zu bieten, indem virtuelle Hilfsprogramme, empathische Chatbots und Ressourcen zur Stressbewältigung bereitgestellt werden. Dies kann dazu beitragen, die emotionale Belastung der Pflegehelfer zu verringern und das Wohlbefinden der Patienten zu verbessern.

7. Medizinische Forschung: KI kann die medizinische Forschung beschleunigen, indem sie große Datensätze analysiert und neue Forschungsansätze identifiziert. Dies kann zu wichtigen medizinischen Entdeckungen und neuen Behandlungsmethoden für Patienten führen.

Indem sie KI auf ethische und verantwortungsvolle Weise integrieren, können Pfleger die Vorteile der KI nutzen, um die Qualität der Pflege zu verbessern, die Effizienz zu steigern und das Gesamterlebnis des Patienten zu verbessern. Es ist jedoch wichtig zu betonen, dass KI die menschliche Expertise und das Mitgefühl der Pflegenden nicht vollständig ersetzen kann. Das Vertrauensverhältnis zwischen Patienten und Pflegekräften bleibt entscheidend für die Bereitstellung einer hochwertigen und patientenzentrierten Pflege. KI sollte ergänzend eingesetzt werden, indem sie den Pflegern hilft, ihre Arbeit besser zu machen, anstatt sie zu ersetzen, um ein optimales Gleichgewicht zwischen Technologie und Menschlichkeit in der Gesundheitsversorgung zu gewährleisten.

KI für die Verwaltung von Ressourcen und Kosten

Künstliche Intelligenz (KI) bietet viele Möglichkeiten, das Ressourcen- und Kostenmanagement im Gesundheitswesen zu verbessern. Hier sind einige

Bereiche, in denen KI bei diesem Management eine entscheidende Rolle spielen kann:

1. Personal- und Ressourcenplanung: KI kann zur Analyse von Besucherzahlen und saisonalen Trends in Gesundheitseinrichtungen eingesetzt werden und ermöglicht so eine genauere Personal- und Ressourcenplanung. Dies hilft, Unter- oder Überbesetzungen zu vermeiden und gleichzeitig eine optimale Pflegequalität aufrechtzuerhalten.

2. Optimierung der Dienstpläne: Die KI kann die Dienstpläne des Personals optimieren, indem sie die spezifischen Fähigkeiten der Gesundheitsfachkräfte, ihre Verfügbarkeit und die Bedürfnisse der Patienten berücksichtigt. Dies reduziert Leerlaufzeiten und erhöht die betriebliche Effizienz.

3. Krankenhausbettenmanagement: KI kann dabei helfen, die Auslastung von Krankenhausbetten auf der Grundlage der erwarteten Aufnahmen, der voraussichtlichen Aufenthaltsdauer und des Pflegebedarfs der Patienten vorherzusagen. Dies ermöglicht ein besseres Bettenmanagement und kürzere Wartezeiten.

4. Prozessoptimierung: KI kann die Abläufe im Krankenhaus analysieren und Ineffizienzen oder Engpässe erkennen. Durch die Optimierung von Arbeitsabläufen und die Automatisierung bestimmter Aufgaben können Gesundheitseinrichtungen Kosten senken und die Qualität der Versorgung verbessern.

5. Vorhersage von Behandlungskosten: Durch die Analyse von medizinischen Patientendaten und Behandlungsergebnissen kann KI dabei helfen, die zukünftigen Behandlungskosten für bestimmte Erkrankungen vorherzusagen. Dadurch können

Gesundheitseinrichtungen und Versicherer Ausgaben besser vorhersehen und Budgets besser verwalten.

6. Aufdeckung von Betrug und Abrechnungsfehlern: KI kann zur Aufdeckung von Betrugsfällen und Abrechnungsfehlern in Gesundheitssystemen eingesetzt werden, indem Abrechnungsdaten analysiert und verdächtige Muster erkannt werden.

7. Bestands- und Versorgungsmanagement: KI kann den Bedarf an Medikamenten und medizinischen Versorgungsgütern auf der Grundlage von Nachfragetrends und aktuellen Lagerbeständen vorhersagen. Dies ermöglicht eine effizientere Verwaltung der Bestände und vermeidet Engpässe oder Überschüsse.

8. Verfolgung der Gesundheitskosten von Bevölkerungen : KI kann die Gesundheitskosten von Bevölkerungen in großem Maßstab verfolgen, Faktoren identifizieren, die die Gesundheitskosten beeinflussen, und Strategien für den Umgang mit chronischen Krankheiten empfehlen.

Durch den Einsatz von KI für das Ressourcen- und Kostenmanagement können Gesundheitseinrichtungen ihre betriebliche Effizienz steigern, unnötige Kosten senken und eine qualitativ hochwertigere Versorgung anbieten. Es ist jedoch wichtig zu betonen, dass die Einführung von KI im Ressourcenmanagement auf ethische und verantwortungsvolle Weise erfolgen muss, wobei die Auswirkungen auf die Privatsphäre der Patienten zu berücksichtigen sind und die Sicherheit und Vertraulichkeit der Gesundheitsdaten gewährleistet werden muss. KI sollte als ergänzendes Werkzeug eingesetzt werden, um die Gesundheitsfachkräfte bei ihren Entscheidungen und Handlungen zu unterstützen, und nicht als vollständiger

Ersatz für ihr Fachwissen und ihr klinisches Urteilsvermögen.

Ausbildung und Vorbereitung auf die Gesundheitsversorgung der Zukunft

Die Ausbildung und Vorbereitung von Gesundheitsfachkräften auf die Gesundheitsversorgung von morgen ist entscheidend, um mit den technologischen Fortschritten und neuen Ansätzen in der Medizin Schritt zu halten. Hier einige Schlüsselelemente zur Ausbildung und Vorbereitung auf die Gesundheitsversorgung der Zukunft :

1. Integration von Technologie- und KI-Fähigkeiten: Ausbildungsprogramme für das Gesundheitswesen sollten Module zu Technologie-Fähigkeiten, zur Nutzung von KI in der Gesundheitsversorgung und zur Analyse medizinischer Daten enthalten. Zukünftige Gesundheitsfachkräfte sollten darin geschult werden, aufkommende Technologien zur Verbesserung der Pflege und der klinischen Entscheidungsfindung zu nutzen.

2. Weiterbildung und Umschulung: Weiterbildung ist von entscheidender Bedeutung, damit Gesundheitsfachkräfte mit den neuesten medizinischen und technologischen Entwicklungen Schritt halten können. Möglichkeiten zur beruflichen Umschulung sollten regelmäßig angeboten werden, um neue Fähigkeiten zu entwickeln und das Wissen zu vertiefen.

3. Interdisziplinäre Ausbildung: Die Gesundheitsversorgung der Zukunft wird eine enge Zusammenarbeit zwischen verschiedenen Disziplinen beinhalten, darunter Gesundheitsfachkräfte, Ingenieure, Forscher und Technologieexperten. Durch interdisziplinäre Ausbildung werden zukünftige Gesundheitsfachkräfte in die

Lage versetzt, die verschiedenen Perspektiven besser zu verstehen und effektiv im Team zu arbeiten.

4. Praktisches Lernen: Praktisches Lernen durch Praktika und klinische Rotationen ist entscheidend, damit Medizinstudenten und andere Angehörige der Gesundheitsberufe praktische Fähigkeiten entwickeln und sich mit neuen medizinischen Technologien vertraut machen können.

5. Ethik- und Sicherheitsschulung: Zukünftige Fachkräfte im Gesundheitswesen sollten in ethischen Fragen der Nutzung von KI und Technologien in der Gesundheitsversorgung geschult werden. Außerdem sollten sie für Fragen der Datensicherheit und des Patientengeheimnisses sensibilisiert werden.

6. Entwicklung von Kommunikations- und Empathiefähigkeiten: Während die Technologie weiterhin eine immer größere Rolle in der Gesundheitsfürsorge spielt, ist es für Gesundheitsfachkräfte von entscheidender Bedeutung, Kommunikations- und Empathiefähigkeiten zu entwickeln, um eine vertrauensvolle Beziehung zu den Patienten aufrechtzuerhalten.

7. Innovation und Neugierde fördern: Die Ausbildungsprogramme sollten Innovation und Neugierde bei den zukünftigen Gesundheitsfachkräften fördern. Dadurch wird ein Erkundungsgeist gefördert, der offen für neue Ideen und Ansätze ist.

8. Entwicklung von Führungskräften im Bereich der digitalen Gesundheit: Es wird wichtig sein, Führungskräfte im Bereich der digitalen Gesundheit auszubilden, die die Einführung neuer Technologien und digitaler Lösungen in Gesundheitseinrichtungen leiten und beaufsichtigen können.

Indem wir Gesundheitsfachkräfte auf die Gesundheitsversorgung von morgen vorbereiten, können wir sicherstellen, dass sie bereit sind, sich den Herausforderungen der Zukunft zu stellen und die Chancen zu nutzen, die der technologische Fortschritt bietet. Ständige Weiterbildung, die Integration von Technologiekenntnissen und die Betonung von Ethik und Kommunikation werden entscheidend sein, um kompetente Arbeitskräfte im Gesundheitswesen zu schaffen, die in der Lage sind, in einem sich ständig wandelnden Gesundheitsumfeld eine qualitativ hochwertige und patientenzentrierte Versorgung zu gewährleisten.

Datensicherheit und Datenschutz in der Zukunft des Gesundheitswesens

Datensicherheit und Datenschutz werden in der Zukunft des Gesundheitswesens eine entscheidende Rolle spielen, da technologische Fortschritte, insbesondere die künstliche Intelligenz (KI) und die zunehmende Nutzung medizinischer Daten, den Sektor weiter umgestalten. Hier sind einige wichtige Punkte zur Datensicherheit und zum Datenschutz in der Zukunft des Gesundheitswesens :

1. Schutz von Patientendaten : Die medizinischen Daten von Patienten enthalten sensible Informationen über ihre Gesundheit und ihr Privatleben. Es ist unerlässlich, robuste Sicherheitsmaßnahmen einzuführen, um diese Daten vor unbefugtem Zugriff oder Diebstahl zu schützen. Dies beinhaltet die Verwendung von Verschlüsselungssystemen, starker Authentifizierung und Firewalls, um Datenverletzungen zu verhindern.

2. Management von Cybersicherheitsrisiken: Da der Gesundheitssektor zunehmend digitalisiert wird, steigen auch die Cybersicherheitsrisiken. Gesundheitseinrichtungen müssen in ausgeklügelte IT-Sicherheitssysteme investieren, um sich vor Cyberangriffen, Ransomware und anderen potenziellen Bedrohungen zu schützen.

3. Informierte Einwilligung und Datenkontrolle : Patienten sollten die Kontrolle über ihre medizinischen Daten haben und darüber informiert werden, wie diese Daten verwendet werden. Für jede Nutzung oder Weitergabe von Gesundheitsdaten sollte eine informierte Einwilligung eingeholt werden, und die Patienten sollten die Möglichkeit haben, ihre Einwilligung jederzeit zurückzuziehen.

4. Integration des Datenschutzes von Anfang an: Bei der Entwicklung neuer Technologien und Anwendungen im Gesundheitswesen sollte der Datenschutz von Anfang an integriert werden (Privacy by Design). Das bedeutet, dass Datenschutz- und Sicherheitserwägungen von Beginn des Entwicklungsprozesses an berücksichtigt werden sollten.

5. Schulung des Gesundheitspersonals: Das Gesundheitspersonal wird in den Praktiken der Datensicherheit geschult werden müssen und darin, wie man Patienteninformationen schützt. Es wird eine kontinuierliche Schulung erforderlich sein, um das Personal für neue Bedrohungen und bewährte Praktiken der Datensicherheit zu sensibilisieren.

6. Einhaltung von Datenschutzbestimmungen : Gesundheitseinrichtungen müssen Datenschutzbestimmungen einhalten, wie z. B. die Datenschutz-Grundverordnung (DSGVO) in Europa und den Health Insurance Portability and Accountability Act (HIPAA) in den USA. Diese Vorschriften legen strenge Standards für die Erhebung, Speicherung und Verwendung medizinischer Daten fest.

7. Haftung bei Datenverletzungen: Im Falle einer Datenverletzung ist es von entscheidender Bedeutung, die Haftung festzulegen und die betroffenen Patienten umgehend zu informieren. Gesundheitseinrichtungen werden Pläne zur Reaktion auf Vorfälle einführen müssen, um Datenverletzungen effektiv zu bewältigen und die Auswirkungen auf die Patienten zu minimieren.

Durch die Einführung robuster Sicherheits- und Datenschutzmaßnahmen kann das Gesundheitswesen die Vorteile von KI und neuen Technologien voll ausschöpfen und gleichzeitig die Rechte und die Privatsphäre der Patienten schützen. Das Vertrauen der Patienten in das Gesundheitssystem ist entscheidend für eine erfolgreiche Adhärenz und Zusammenarbeit, und dies kann nur durch einen verantwortungsvollen und ethischen Umgang mit Gesundheitsdaten erreicht werden.

Reflexion über die Bedeutung der Menschlichkeit in der Gesundheitsfürsorge

Die Bedeutung der Menschlichkeit in der Gesundheitsfürsorge kann nicht unterschätzt werden. Trotz des technologischen Fortschritts und der zunehmenden Integration künstlicher Intelligenz in das Gesundheitswesen bleibt das menschliche Element für eine qualitativ hochwertige und patientenzentrierte Gesundheitsversorgung von entscheidender Bedeutung. Hier einige Gedanken zur Bedeutung der Menschlichkeit in der Gesundheitsversorgung :

1. Beziehung zwischen Pfleger und Patient : Die Beziehung zwischen Pfleger und Patient ist grundlegend für den Aufbau von Vertrauen, Einfühlungsvermögen und emotionaler Unterstützung. Menschlicher Kontakt, aufmerksames Zuhören und Mitgefühl spielen eine wesentliche Rolle für die Genesung und das Wohlbefinden der Patienten.

2. Verständnis der individuellen Bedürfnisse : Gesundheitsfachkräfte können eine personalisierte Pflege anbieten, indem sie die einzigartigen Bedürfnisse jedes einzelnen Patienten bewerten. Sie können die sozialen, emotionalen und umweltbedingten Faktoren berücksichtigen, die die Gesundheit eines Menschen beeinflussen, was für KI nicht immer möglich ist.

3. Ethische Entscheidungsfindung: Die Gesundheitsfürsorge beinhaltet häufig komplexe, mitunter ethische Entscheidungen, bei denen die KI möglicherweise nicht in der Lage ist, die Nuancen und persönlichen Werte der Patienten vollständig zu verstehen. Gesundheitsfachkräfte bringen ihr ethisches Urteilsvermögen und ihr Fachwissen ein, um verantwortungsvolle und informierte Entscheidungen zu treffen.

4. Umgang mit Emotionen : Die Erfahrung der Gesundheitsfürsorge kann für Patienten und ihre Familien emotional belastend sein. Angehörige der Gesundheitsberufe spielen eine entscheidende Rolle, indem sie emotionale Unterstützung bieten, auf Sorgen eingehen und sich in die Emotionen der Patienten einfühlen.

5. Anpassungsfähigkeit und Flexibilität: Menschliche Pfleger sind in der Lage, sich an unvorhergesehene Situationen anzupassen, auf subtile Veränderungen im Zustand eines Patienten zu reagieren und kreativ auf sich ändernde Bedürfnisse einzugehen. Diese Anpassungsfähigkeit ist eine einzigartige Eigenschaft, die KI möglicherweise nur schwer nachahmen kann.

6. Komplexe Kommunikation: Die Kommunikation zwischen Patienten und Pflegekräften beinhaltet oft komplexe und nuancierte Gespräche. Das Gesundheitspersonal ist darin geschult, die verbalen und nonverbalen Signale der Patienten zu interpretieren, was für die KI, die sich hauptsächlich auf Text- oder digitale Daten stützt, schwierig sein kann.

7. Kultursensibilität: Die Gesundheitsfürsorge muss auf die kulturellen Werte und Überzeugungen der Patienten abgestimmt sein. Gesundheitsfachkräfte können Kultursensibilität entwickeln, um verschiedenen Bevölkerungsgruppen eine respektvolle und angemessene Gesundheitsversorgung zu bieten, was in einer zunehmend diversifizierten Welt von entscheidender Bedeutung ist.

Obwohl KI und Medizintechnik erhebliche Verbesserungen in der Gesundheitsfürsorge bewirken können, können sie den menschlichen Aspekt nicht ersetzen. Die Präsenz menschlicher Pflegekräfte ist unersetzlich, um emotionale Unterstützung zu bieten, komplexe Entscheidungen zu treffen, auf individuelle Bedürfnisse einzugehen und eine vertrauensvolle Beziehung zu den Patienten aufzubauen.

In der Zukunft des Gesundheitswesens ist es von entscheidender Bedeutung, ein Gleichgewicht zwischen technologischen Fortschritten und der Menschlichkeit der Pflege zu wahren. Technologien sollten als ergänzendes Instrument eingesetzt werden, um die Mitarbeiter des Gesundheitswesens bei ihrer Arbeit zu unterstützen, anstatt sie zu ersetzen. Dadurch wird sichergestellt, dass die Pflege weiterhin patientenzentriert, respektvoll und ganzheitlich bleibt und somit ein befriedigenderes Gesamterlebnis der Gesundheitspflege für Patienten und Pflegekräfte bietet.

Schlussfolgerung: Schmieden einer integrierten Zukunft von KI und Menschlichkeit im Gesundheitswesen

Die Konvergenz von künstlicher Intelligenz (KI) und Menschlichkeit in der Gesundheitsfürsorge eröffnet eine spannende und vielversprechende Zukunft. Während sich die Technologien weiterentwickeln und die medizinische Landschaft verändern, ist es entscheidend, eine integrierte Zukunft zu formen, in der KI und Menschlichkeit synergetisch zusammenarbeiten, um eine optimale, patientenzentrierte Gesundheitsversorgung zu ermöglichen. Hier sind einige Schlüsselpunkte, um diese integrierte Zukunft zu gestalten:

1. Zusammenarbeit zwischen KI und menschlichem Pflegepersonal: Anstatt KI als Bedrohung für das menschliche Pflegepersonal zu sehen, ist es entscheidend, eine Kultur der Zusammenarbeit und Partnerschaft zwischen beiden zu fördern. KI kann die Fähigkeiten und das Fachwissen von Gesundheitsfachkräften ergänzen, indem sie Informationen und Entscheidungshilfen bereitstellt, die es ihnen ermöglichen, eine präzisere und individuellere Pflege zu leisten.

2. Priorität für die Beziehung zwischen Pfleger und Patient : Auch wenn KI einige Aufgaben automatisieren kann, bleibt die menschliche Beziehung das Herzstück der Gesundheitsfürsorge. Gesundheitsfachkräfte müssen weiterhin großen Wert auf aktives Zuhören, Einfühlungsvermögen und Mitgefühl legen, um eine vertrauensvolle Beziehung zu den Patienten aufzubauen. KI kann den Pflegekräften mehr Zeit verschaffen, damit sie sich stärker auf den Beziehungsaspekt der Pflege konzentrieren können.

3. Ethische und verantwortungsvolle Integration von KI: Während die KI weiter voranschreitet, ist es von entscheidender Bedeutung, sie auf ethische und verantwortungsvolle Weise in das Gesundheitswesen zu integrieren. Dazu gehören der Schutz der Privatsphäre von Daten, die Transparenz von Algorithmen, die Vermeidung von Verzerrungen und die Gewährleistung der Patientensicherheit. Es müssen Regelungen und ethische Standards geschaffen werden, die den Einsatz von KI in der Gesundheitsversorgung steuern.

4. Ausbildung und Kompetenzentwicklung: Angehörige der Gesundheitsberufe sollten in neuen Technologien und KI-Kompetenzen geschult werden, während sie gleichzeitig eine solide Basis an medizinischem Wissen und menschlichen Fähigkeiten aufrechterhalten. Die Ausbildungsprogramme sollten einen interdisziplinären Ansatz unterstützen und das kontinuierliche Lernen fördern, um sich an die ständigen Veränderungen in diesem Bereich anzupassen.

5. Investitionen in Forschung und Innovation: Um eine integrierte Zukunft von KI und Menschlichkeit in der Gesundheitsversorgung zu gestalten, sind weitere Investitionen in Forschung und Innovation unerlässlich. Technologische Fortschritte müssen durch rigorose Forschung unterstützt werden, um ihre Wirksamkeit und ihre Auswirkungen auf die Patientenergebnisse zu bewerten.

6. Patientenzentrierung : Bei allen Entwicklungen und Anwendungen von KI im Gesundheitswesen muss der Patient im Mittelpunkt stehen. Die Technologien und Innovationen müssen so gestaltet sein, dass sie die Bedürfnisse der Patienten erfüllen, ihre Lebensqualität verbessern und ihnen helfen, fundierte Entscheidungen über ihre Gesundheit zu treffen.

Wenn wir die einzigartigen Fähigkeiten der KI mit den menschlichen Qualitäten von Pflegekräften kombinieren, können wir ein leistungsstarkes und sich gegenseitig ergänzendes Ökosystem für die Gesundheitsfürsorge schaffen. KI kann die Effizienz, Genauigkeit und den Zugang zur Gesundheitsversorgung verbessern, während die Menschlichkeit das Mitgefühl, die ethische Entscheidungsfindung und die Empathie mitbringt, die für eine qualitativ hochwertige Versorgung unerlässlich sind.

Zusammenfassend lässt sich sagen, dass die integrierte Zukunft von KI und Mensch im Gesundheitswesen auf einer harmonischen Zusammenarbeit zwischen aufkommenden Technologien und menschlichen Pflegekräften beruht. Indem wir aus den Stärken jedes Bereichs Kapital schlagen, können wir die Landschaft des Gesundheitswesens positiv verändern, eine effizientere und patientenzentrierte Versorgung anbieten und gleichzeitig die Sicherheit und Vertraulichkeit medizinischer Daten gewährleisten. Indem wir einen ethischen Ansatz beibehalten, die Beziehung zwischen Arzt und Patient aufwerten und weiterhin Innovationen fördern, werden wir eine integrierte und nachhaltige Zukunft für die Gesundheitsversorgung gestalten.

Schlussfolgerung

Zusammenfassung der Hauptargumente des Buches.

Das Buch untersucht die aufkommende Rolle der künstlichen Intelligenz (KI) im Gesundheitswesen und konzentriert sich auf die zentrale Frage: "Kann die künstliche Intelligenz eines Tages den Pfleger ersetzen?" Im Folgenden finden Sie eine Zusammenfassung der wichtigsten Argumente, die im Laufe des Buches entwickelt werden:

1. Vorteile der KI im Gesundheitswesen: Das Buch hebt die zahlreichen Vorteile der KI im Gesundheitswesen hervor, darunter eine höhere Genauigkeit bei der Diagnose, eine fundiertere klinische Entscheidungsfindung, eine effiziente Verwaltung medizinischer Daten und eine verbesserte Patientenüberwachung.

2. Bedeutung von emotionaler Intelligenz und menschlichen Fähigkeiten: Das Buch betont die entscheidende Bedeutung von emotionaler Intelligenz und menschlichen Fähigkeiten in der Beziehung zwischen Pflegekraft und Patient. Es hebt hervor, dass Einfühlungsvermögen, warmherzige Kommunikation und die Fähigkeit, emotionale Unterstützung zu geben, weiterhin von entscheidender Bedeutung für eine umfassende und patientenzentrierte Pflege sind.

3. Harmonisches Zusammenleben von KI und menschlicher Pflegekraft: Anstatt die menschliche Pflegekraft vollständig zu ersetzen, kann die KI als ergänzendes Werkzeug eingesetzt werden, um die Fähigkeiten und Leistungen der Pflegekraft zu verbessern.

Das Buch betont, wie wichtig ein harmonisches Zusammenleben von KI und menschlichen Fähigkeiten für eine optimale Gesundheitsversorgung ist.

4. KI als "Kollege" des Pflegers : Das Buch untersucht die Perspektive einer KI, die als "Kollege" des Pflegers und nicht als dessen Stellvertreter fungiert. KI kann Zeit und Ressourcen der Pflegenden freisetzen, sodass diese sich auf komplexere und beziehungsorientierte Aspekte der Pflege konzentrieren können.

5. Ethische Herausforderungen und Rechenschaftspflicht: Das Buch behandelt die ethischen Dilemmata, die mit dem Einsatz von KI im Gesundheitswesen verbunden sind, wie Datenschutz, Transparenz bei der Entscheidungsfindung durch KI und Rechenschaftspflicht bei Fehlern oder Fehlinterpretationen.

6. Erfolgreiche Integration von KI: Das Buch bietet Strategien für eine erfolgreiche Integration von KI in bestehende Pflegepraktiken, unter anderem mit Schwerpunkt auf der Ausbildung von Gesundheitsfachkräften, der Zusammenarbeit zwischen KI und menschlichen Pflegekräften sowie der Validierung und Transparenz von KI-Modellen.

7. Auswirkungen auf die Ausbildung im Gesundheitswesen und die Entwicklung von Berufen : Das Buch untersucht die potenziellen Auswirkungen der KI auf die Ausbildung im Gesundheitswesen und betont die Notwendigkeit einer KI- und technologieorientierten Ausbildung sowie der Entwicklung neuer, ergänzender Fähigkeiten.

Zusammenfassend lässt sich sagen, dass das Buch eine gründliche Analyse der Auswirkungen der künstlichen Intelligenz auf das Gesundheitswesen bietet. Es beleuchtet die Vorteile der KI und betont gleichzeitig die anhaltende Bedeutung von emotionaler Intelligenz und menschlichen Fähigkeiten bei der Bereitstellung einer hochwertigen Gesundheitsversorgung. Er schlägt Ansätze für eine erfolgreiche Integration von KI in die Pflegepraxis vor und geht dabei auf die ethischen Fragen und Herausforderungen ein, die mit dieser technologischen Entwicklung verbunden sind. Schließlich betrachtet er die Entwicklung der medizinischen Berufe und die Bedeutung einer kontinuierlichen Weiterbildung, damit sich die Angehörigen der Gesundheitsberufe an diese Veränderungen anpassen können.

Antwort auf die Eingangsfrage: Wird die KI eines Tages den Pfleger ersetzen?

Die Antwort auf die anfängliche Frage, ob künstliche Intelligenz (KI) eines Tages den Pfleger ersetzen wird, ist komplex und nuanciert. Bisher hat die KI ein vielversprechendes Potenzial zur Verbesserung der Gesundheitsfürsorge gezeigt, aber es ist unwahrscheinlich, dass sie die Rolle des menschlichen Pflegers vollständig ersetzen wird.

1. Ergänzende Rolle der KI: Die KI kann als ergänzendes Werkzeug eingesetzt werden, um die Fähigkeiten menschlicher Pflegekräfte zu stärken. Sie kann dabei helfen, sich wiederholende Aufgaben zu erledigen, riesige Datenmengen zu analysieren, evidenzbasierte Empfehlungen zu geben und die klinische Entscheidungsfindung zu erleichtern. Dadurch können sich die Pflegekräfte stärker auf die Interaktion mit den Patienten, die emotionalen Aspekte der Pflege und komplexe Entscheidungen, die menschliche Intuition erfordern, konzentrieren.

2. Bedeutung der emotionalen Intelligenz: Emotionale Intelligenz und menschliche Fähigkeiten sind wesentliche Bestandteile der Beziehung zwischen Pfleger und Patient. Menschliche Pfleger sind zu Einfühlungsvermögen, Mitgefühl und einem tiefen Verständnis der emotionalen Bedürfnisse von Patienten fähig. Diese Qualitäten können von der KI nicht nachgebildet werden, und genau darin liegt ihr einzigartiger Wert bei der Bereitstellung einer hochwertigen Gesundheitsversorgung.

3. Komplexität der klinischen Entscheidungsfindung: Die klinische Entscheidungsfindung in komplexen und unvorhersehbaren Situationen erfordert menschliches Fachwissen, das auf klinischer Erfahrung, Intuition und der Fähigkeit zur Abwägung ethischer Erwägungen beruht. KI kann Informationen und Empfehlungen liefern, doch die Gesamtbewertung des medizinischen Kontexts und die endgültige Entscheidungsfindung obliegen dem menschlichen Betreuer.

4. Verantwortung und Vertrauen: In der Gesundheitsfürsorge sind Verantwortung und Vertrauen entscheidende Faktoren. Patienten müssen in der Lage sein, ihrem Betreuer zu vertrauen, dass er fundierte Entscheidungen trifft und sie auf ihrem Weg durch die Gesundheitsversorgung unterstützt. KI wirft Fragen zur Haftung für Fehler oder Fehlinterpretationen auf, was die Bedeutung der menschlichen Präsenz bei der Übernahme der Verantwortung für klinische Entscheidungen verstärkt.

5. Rollenwandel: Die Integration von KI in die Gesundheitsfürsorge wird wahrscheinlich dazu führen, dass sich die traditionellen Rollen der Beschäftigten im Gesundheitswesen verändern. Die Pflegekräfte können sich stärker auf die zwischenmenschlichen, emotionalen und erzieherischen Aspekte der Pflege konzentrieren, während die KI bestimmte technische und administrative Aufgaben unterstützt.

Zusammenfassend lässt sich sagen, dass künstliche Intelligenz zwar eine immer wichtigere Rolle im Gesundheitswesen spielt, den menschlichen Pfleger jedoch nicht vollständig ersetzen wird. Das harmonische Zusammenspiel von KI und menschlichen Fähigkeiten ist der Schlüssel zur Bereitstellung einer erstklassigen Gesundheitsversorgung, die die Macht der Technologie mit dem Kern des Mitgefühls und der Menschlichkeit in der Gesundheitsfürsorge verbindet. Die Beziehung zwischen Pfleger und Patient bleibt tief in emotionaler Intelligenz, Verständnis und Unterstützung verwurzelt, wodurch sichergestellt wird, dass KI zu einer wertvollen Ergänzung, aber niemals zu einem Ersatz für die wesentliche Rolle des menschlichen Pflegers wird.

Schlussbotschaft über die Bedeutung von verantwortungsvoller Innovation und Menschlichkeit im Gesundheitswesen.

Die Schlussbotschaft dieses Buches unterstreicht die entscheidende Bedeutung von verantwortungsbewusster Innovation und Menschlichkeit in der Gesundheitsversorgung. Während künstliche Intelligenz (KI) und fortschrittliche Technologien spannende neue Möglichkeiten im Gesundheitswesen eröffnen, ist es von entscheidender Bedeutung, die ethischen Grundsätze im Auge zu behalten und den Kern der Menschlichkeit in der medizinischen Praxis zu bewahren.

1. Ethische Verantwortung: Bei der Integration von KI in die Gesundheitsversorgung ist es von entscheidender Bedeutung, die ethische Verantwortung zu betonen. Entscheidungen, die Patienten betreffen, sollten niemals vollständig an die KI delegiert werden, sondern von den ethischen Werten und dem medizinischen Wissen der Gesundheitsfachkräfte geleitet werden. Wir müssen kontinuierlich die Auswirkungen von KI auf Patienten, Datenschutz und Gleichheit beim Zugang zur Gesundheitsversorgung bewerten.

2. Personalisierung der Gesundheitsversorgung: Während die KI dabei helfen kann, evidenzbasierte Empfehlungen und Behandlungen zu liefern, ist es entscheidend, jeden Patienten als einzigartiges Individuum zu betrachten. Menschlichkeit in der Gesundheitsversorgung bedeutet, die Vorlieben, Werte und persönlichen Umstände jedes Patienten zu berücksichtigen, um personalisierte Behandlungspläne zu erstellen.

3. Menschliche und technologische Zusammenarbeit: Verantwortungsvolle Innovation im Gesundheitswesen bedeutet, eine harmonische Zusammenarbeit zwischen menschlichen Pflegern und fortschrittlichen Technologien anzustreben. KI kann repetitive und administrative Aufgaben abnehmen, sodass die Pflegekräfte mehr Zeit für die Interaktion mit den Patienten, Empathie und Kommunikation haben.

4. Stärkung der Beziehung zwischen Pfleger und Patient : KI sollte kein Hindernis in der Beziehung zwischen Pfleger und Patient darstellen, sondern vielmehr ein Katalysator zur Stärkung dieser Beziehung sein. Die Technologie sollte genutzt werden, um die Pflege und das Verständnis zwischen Gesundheitspersonal und Patienten zu verbessern und so ein Umfeld zu schaffen, das von Vertrauen und Unterstützung geprägt ist.

5. Informierte Entscheidungsfindung: Gesundheitsfachkräfte müssen über die Möglichkeiten und

Grenzen der KI informiert sein. Verantwortungsvolle Innovation erfordert eine kontinuierliche Weiterbildung und angemessene Schulungen für Pflegehelfer, damit sie die Ergebnisse der KI interpretieren, ihre Auswirkungen verstehen und informierte Entscheidungen treffen können.

6. Die Menschlichkeit nie aus den Augen verlieren: Während der technologische Fortschritt rasant voranschreitet, ist es entscheidend, die Menschlichkeit im Herzen des Gesundheitswesens nie aus den Augen zu verlieren. Patienten brauchen Mitgefühl, emotionale Unterstützung und eine ganzheitliche Pflege, und diese Elemente können nur von menschlichen Pflegekräften mit emotionaler Intelligenz und Beziehungsfähigkeit bereitgestellt werden.

Zusammenfassend lässt sich sagen, dass verantwortungsvolle Innovation und Menschlichkeit zwei wesentliche Säulen für die Zukunft des Gesundheitswesens sind. Künstliche Intelligenz und fortschrittliche Technologien können die Gesundheitsversorgung sicherlich verbessern, aber sie müssen ethisch vertretbar, verantwortungsvoll und als Ergänzung zu menschlichen Fähigkeiten eingesetzt werden. Wir müssen weiterhin die Patienten in den Mittelpunkt der medizinischen Praxis stellen, die grundlegende Bedeutung der Beziehung zwischen Pfleger und Patient anerkennen und das Mitgefühl und die Menschlichkeit bewahren, die das Gesundheitswesen zu einem so einzigartigen und wesentlichen Beruf machen. Durch verantwortungsvolle Innovation und die Bewahrung der Menschlichkeit können wir eine Zukunft gestalten, in der die Technologie die Pflege verbessert und gleichzeitig die wertvolle Verbindung zwischen Pflegekräften und ihren Patienten stärkt.

www.ingramcontent.com/pod-product-compliance
Lightning Source LLC
Chambersburg PA
CBHW072142290526
45794CB00004B/1399